EXITO DEFINITIVO CON LA MANGA GÁSTRICA

Una Guía Práctica para el Paciente

Para Ayudarle a Maximizar su Adelgazamiento

www.ultimategastricsleeve.com

DR. DUC C. VUONG

Esta edición la publicó HappyStance Publishing.

Edición Impresa ISBN-13: 978-0615830445
Edición Impresa ISBN-10: 0615830447

El fin de este libro es sólo informar. Este libro no ofrece consejo médico, de modo que no debería interpretarse nada incluido en él como tal. No debería actuar o depender de nada incluido en este libro o usarlo para sustituir el consejo médico de un profesional licenciado. El contenido de este libro puede desfasarse, especialmente debido a la naturaleza de las materias tratadas, las cuales evolucionan constantemente. No se garantiza que la información en este libro sea correcta, completa o actualizada. No existe nada en este libro que cree una relación médico-paciente entre el autor y usted, el lector. A pesar de que el autor es un médico, lo más probable es que no sea su médico, a menos que le haya atendido en su oficina en calidad de paciente. Este libro no debería usarse en lugar de visitar a su propio médico.

Diseño de la portada, formateado interior y asistencia en la publicación proporcionada por LOTONtech—http://publishing.lotontech.com.

Agradecimientos

Al huracán Ike, por enseñarme fuerza y perseverancia.

A mis pacientes, por enseñarme confianza y humildad.

A mi papá, por ser mi inspiración.

A John y Barbara, por creer en mí y confiar en mi para el cuidado de vuestra hija.

A Melissa, por enseñarme pasión y paciencia.

A Kizzie, nuestra hija, por enseñarme el verdadero significado del amor y la alegría. Que tenga pronto un hermanito.

Contenidos

Introducción

Mucho ha cambiado desde que se publicó mi último libro, *Éxito Definitivo con Lap-Band* ®, en 2009. Después de las dificultades ocurridas a continuación del huracán Ike, decidí dejar detrás los problemas de gestionar una consulta privada de cirugía en Tejas y conseguí un trabajo en un gran sistema hospitalario en Albuquerque, Nuevo Méjico. Este cambio me ha dado la oportunidad de reagrupar mis pensamientos en un entorno positivo en el que la gente se preocupa por uno. Puedo dejar que el hospital se preocupe de las gestiones cotidianas de una consulta médica y volver a concentrarme en mi verdadera pasión: ayudar a los pacientes a mejorar su salud en general, comenzando por cambiar cómo ven el mundo.

Debido al hecho de que el programa bariátrico completo que he desarrollado se concentra más en las dificultades psicológicas y emocionales de la obesidad que en la cirugía propiamente dicha, me llaman "El Cirujano de Apoyo". Considero que los grupos de apoyo son más importantes que la cirugía de adelgazamiento en sí. En mi clínica, los grupos de apoyo no son opcionales y mis pacientes acuden a varias sesiones, incluso antes de operarse. Después de la operación, mis pacientes cumplen la regla de acudir a sesiones de grupos de apoyo tan a menudo como les sea posible, lo que normalmente significa una vez a la semana. Si un grupo de apoyo sólo se reúne mensualmente no es suficiente. Si un paciente se pierde una reunión por el motivo que sea, pasará dos meses sin apoyo alguno. Me encargo personalmente de conducir sesiones de grupo en mi clínica, a veces hasta tres veces a la semana, para que los pacientes tengan muchas oportunidades de hablar con sus compañeros, para poder reunirse conmigo y con mi equipo de especialistas en adelgazamiento, para que se mantengan motivados y para aprender estrategias mejores. Al interactuar tanto con pacientes, he conseguido comprender mejor las dificultades a las que se enfrentan los pacientes obesos. Y creo que entiendo por qué es fácil engordar y es difícil adelgazar.

Por Qué Es Fácil Engordar y Es Difícil Adelgazar

La fisiología humana está diseñada para almacenar energía en forma de grasa. Poseemos áreas de almacenamiento de energía natural, tales como nuestras células del hígado, de los músculos y de la grasa. La mayoría de la gente engorda lentamente a lo largo de varios años, como si fuera una escalera que se asocia a menudo con sucesos importantes en la vida, como un embarazo, enfermedad o divorcio. Sus dificultades con su peso corporal podrían expresarse con el siguiente diagrama:

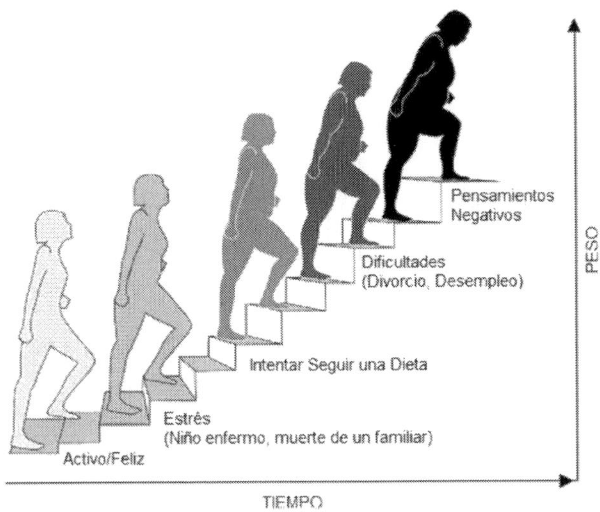

No se trata siempre de un incremento continuo (normalmente seguir una dieta con éxito durante cierto tiempo resulta en periodos de adelgazamiento) sino que la mayoría de las veces es un proceso lento, gradual e insidioso que ocurre a lo largo de muchos años. Luego un día, se despierta y piensa "¿Cómo engordé tanto?" Es posible que se enoje. Puede que le eche la culpa a comer demasiado durante las fiestas o a los platos deliciosos de su marido o a su madre, que siempre está insistiendo para que coma. Sin embargo, lo cierto es que lo más probable es que haya engordado lentamente a lo largo de muchas comidas, no sólo de una, de miles de selecciones de alimentos, no sólo de unas pocas y de cientos de miles de pensamientos diarios, no sólo de nociones de pensamientos negativos durante una temporada "estresante".

Cada vez que ganaba peso, estaba comiendo la cantidad de calorías necesarias en el siguiente nivel de peso. Es decir, que si pesaba 130 libras y engordó 10, estaba comiendo como comería una persona de 140 libras, asumiendo que no haya perdido el peso. Si engordó cinco libras de repente y luego las perdió rápidamente (por ejemplo, alrededor de su ciclo menstrual), ese incremento es más fisiológico. Si engordó 10 libras durante las fiestas pero no consiguió perderlas, estaba comiendo como una versión de usted que pesara 10 libras más. Tarde o temprano su cuerpo se acostumbrará a ese estado. Parte del motivo es que se acostumbró a comer una ración más grande. Por ejemplo, se acostumbró a comer dos chuletas de cerdo en lugar de una o tres pedazos de pollo en lugar de dos o un segundo plato de espagueti, aunque fuera más pequeño. Una vez que su cuerpo se acostumbra a una ración más grande, parece que no puede volver al tamaño más pequeño. Pero las expectativas de su mente han cambiado también, lo cual tiene aún más importancia. Cuando engorda es porque ha estado comiendo como esa versión de usted más pesada durante cierto tiempo y luego se ha acostumbrado a esos hábitos nuevos, pero lo inverso no es cierto.

Perder peso es más difícil y el motivo es el siguiente: está luchando contra su fisiología natural de almacenamiento de energía. Para ir de 200 libras a 190, tiene que comer como una persona de 180 libras, no como una persona de 190, porque está luchando contra la tendencia natural de su cuerpo a almacenar comida. Es como correr arrastrando una rueda atada a la cintura, o como nadar en un río contracorriente. ¡Tiene que esforzarse más sólo para volver al mismo sitio!

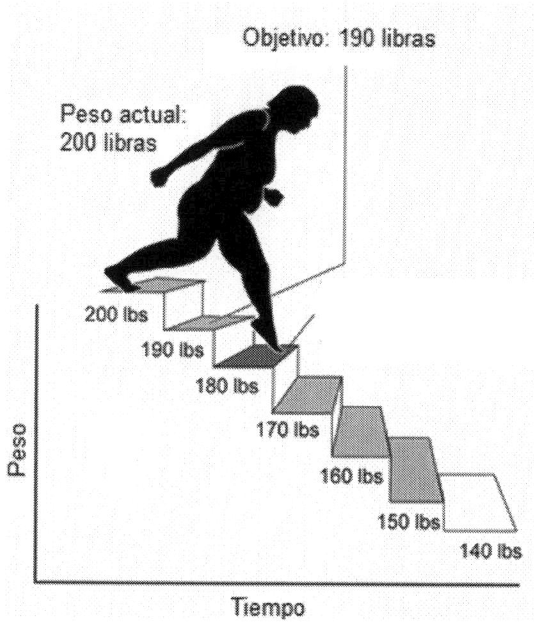

Otra manera de verlo es en términos de consumo de comida. Creo que a mucha gente le resultará familiar la siguiente ilustración. ¡Es la base de la mayoría de dietas!

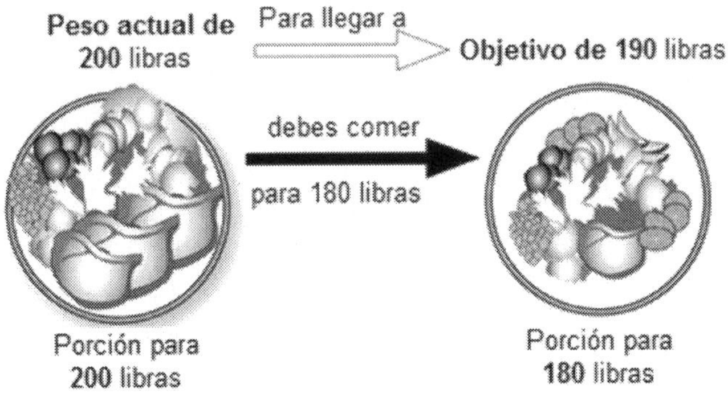

Por favor, observe cómo la porción nueva tiene mucha menos carne y muchas más frutas y verduras.

Mucha gente habla de la fisiología de nuestros cuerpos, pero existen muchos más factores asociados con la pérdida de peso. Hay muchas corrientes contra las que está nadando en ese río, y una de las más fuertes es la corriente psicológica: "no puedo hacerlo", "es demasiado difícil" o "he fracasado cada vez que intenté seguir una dieta". Creo que esta clase de pensamientos forman la contracorriente más poderosa. Los pensamientos negativos son como un ancla atada a su cuello cuando está nadando. Todo empieza con su psicología, sus pensamientos. Sus emociones, cómo le hace sentir la comida, sus ansias y lo que le apetece comer está todo relacionado con sus pautas de pensamiento, y las **pautas de pensamiento negativas** le impiden alcanzar sus objetivos de salud y felicidad.

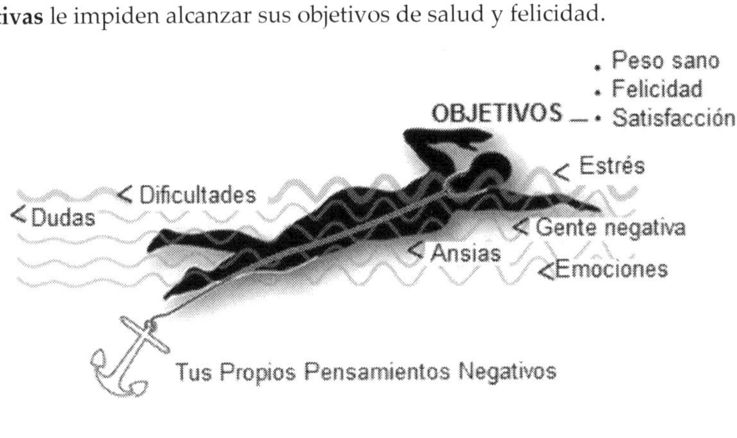

Lo que he acabado entendiendo en los últimos años es que…

¡Para poder cambiar su peso permanentemente,
debe cambiar sus pensamientos!

Por ejemplo, probablemente ha mirado la ilustración del plato de comida anterior y ha pensado "Este dibujo no me representa. ¡No es posible que coma TRES chuletas de ternera!" o "es imposible comer tanta ensalada" o "no me gustan las verduras" o "una chuleta de ternera no me saciará" y todos esos pensamientos serían válidos. Esa ilustración NO es completamente precisa. Si tuviera que dibujar un diagrama de un plato del americano medio, se parecería más a esto:

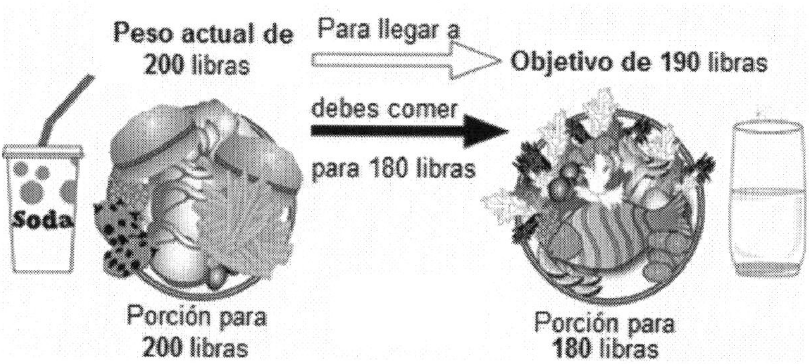

Observe las diferencias entre el primer y el segundo diagrama de los platos. La mayoría de la gente come más carne roja, comida basura y comida rápida de lo que creen. Consumen una cantidad tremenda de calorías y química bebiendo sodas. Comen menos frutas y verduras de lo que les gustaría admitir. Y luego, cuando están a dieta, la mayoría de los americanos no cambian el contenido de lo que comen, sólo la cantidad. No aumentan el consumo de frutas y verduras lo suficiente ni mucho menos. La mayoría no sustituyen las carnes rojas con fuentes de proteína más magras como pescado, optando en su lugar por comer porciones más pequeñas de carne roja. Por último, la mayoría de la gente no bebe la cantidad suficiente de agua ni mucho menos, ¡a pesar del hecho de que dos tercios de nuestro cuerpo están compuestos de agua!

"Entonces, ¿cómo puedo cambiar mis pensamientos negativos, Doctor V?"

Es sencillo: comience a cambiar las palabras que usa para describirse a sí misma. No es algo fácil de hacer, hay que practicar a diario. Es fácil comenzar, pero es fácil distraerse. Cubriré ésta y otras estrategias a lo largo de este libro.

En esta primera sección he incluido los formularios y los asuntos a discutir que cubro en mis grupos de apoyo perioperatorios. Exijo a todos mis pacientes de manga gástrica que acudan a un mínimo de ocho semanas de sesiones perioperatorias: tres grupos antes y cinco grupos después de sus intervenciones quirúrgicas. Esto significa que mis pacientes vendrán a mi oficina para empezar al menos ocho semanas consecutivas. Dirijo personalmente estas sesiones porque creo que estos asuntos tienen una importancia crítica para el éxito y la felicidad de los pacientes de manga gástrica. Luego tienen que acudir a grupos de apoyo de mantenimiento mensuales, en los que hablamos de asuntos más genéricos como "la Imagen Corporal" y "Ponerse en Forma con Ejercicio". Estos son los requisitos mínimos, pero se les recomienda que acudan cada semana. ¡Tengo algunos pacientes que acuden cada semana durante un par de meses *antes* de operarse!

Puede que algunos lectores digan, "No hay nada que pueda enseñarme porque ya sé todo lo que hay que saber sobre dietas. ¿Por qué debería leer este libro?" Me gustaría comprobar ese argumento ahora mismo. A continuación se incluyen varias preguntas que cubren la información que aprenderá al leer este libro. Intente contestarlas.

1) ¿Cuántas calorías hay en un gramo de proteínas, hidratos de carbono y grasas, respectivamente?
   a. 3, 4, 5
   b. 2, 2, 10
   c. 4, 4, 9
   d. No tengo ni idea de lo que me está preguntando, Doctor V.

2) ¿Qué tiene más proteínas?
   a. 1 onza de pescado.
   b. 1 onza de pollo.
   c. 1 onza de carne de res.
   d. Todas tienen la misma cantidad de proteínas.
   e. ¿Pero qué me dice de las barritas de queso, Doctor V?

3) ¿Qué tiene más calorías?

a. Una bolsa de 100 calorías de Oreos.
b. Una manzana.
c. Más o menos tienen las mismas.
d. Si se está de pie al comer, todo tiene cero calorías, ¿no es verdad, Doctor V?

4) ¿Cuántas calorías se queman al caminar?
a. De media, por cada 130 libras de peso, se queman 100 calorías por milla.
b. No lo suficiente para compensar la comida basura que acabo de comer.
c. No lo suficiente para clasificar el caminar como una forma de ejercicio.
d. Todo lo anterior.

5) El camino para tener éxito al intentar adelgazar comience y termina con:
a. Mi cirujano
b. Mi madre
c. Mi esposo/a
d. Mi trabajo
e. Mis hijos
f. La persona reflejada en el espejo

Es posible que crea que sabe las respuestas correctas, pero ¿y si no es así? ¿Está dispuesta a arriesgar su salud? Las respuestas a las preguntas anteriores se incluyen en este libro fácil de comprender, así que espero haberle convencido para que siga leyendo. Este libro no es sólo una colección de los típicos "consejos para seguir una dieta", con los que estoy seguro que la mayoría de la gente con sobrepeso ya está familiarizada, sino que está repleto de ejercicios prácticos genuinos, físicos y mentales, que si se practican le mantendrán motivada hasta que alcance sus objetivos finales. A pesar de que probablemente no sea su cirujano, para aprender lo máximo al leer este libro puede participar activamente en el contenido que estoy presentando, como si estuviera de hecho en un grupo de apoyo en mi clínica. Siga los siguientes pasos para aprovechar al máximo este libro:

- Primero, conteste las preguntas. De hecho, escriba las respuestas. **Incluso si no sabe la respuesta, escoja la que crea que es correcta.** Aprenderá y recordará mucho más si participa activamente al leer este libro. Una vez que haya respondido a las preguntas de una sección, vaya directamente a la discusión de ese tópico.

- Tome notas según va leyendo. Espero ofrecerle muchos consejos y estrategias fáciles de seguir para maximizar su éxito. ¡Mi intención era que se escribiera en este libro! Así que, haga listas de lo que va a incorporar ahora en su estilo de vida.

- Vuelva a revisar sus respuestas después de leer la sección de discusión, lo que le ayudará a identificar aquellas que necesitan más trabajo o reflexión.

- Enseñe estos consejos a otra persona. Aún mejor, consiga que una amiga participe con usted. Pueden comparar las respuestas y comprobar lo que han aprendido. Es decir, cree su propio grupo de apoyo usando este libro como fundamento.

- Revise los cuestionarios cada dos meses. Podrá ver los cambios que ha adoptado y fijar objetivos nuevos para permanecer motivada. Luego vuelva a leer la sección de discusión para ver si hay más cosas que pueda cambiar para mantener el curso y conseguir un cuerpo más sano (y consiguientemente, una mente y un alma más sanas también). He incluido un apéndice con varios conceptos clave que he desarrollado y que enseño a mis propios pacientes.

Mis grupos de apoyo están organizados en tópicos, de modo que mis pacientes vuelven a acudir a menudo a grupo de apoyo que se concentran en aquellas áreas que se les resisten, como "Comidas Sociales con la Manga Gástrica". Volverán un mes o un año después de su primera participación en esa sesión para reforzar su conocimiento de las costumbres que deben adoptar para comer bien con la manga gástrica. Así que no pierda este libro una vez que lo haya leído. El primer paso para conquistar esas áreas problemáticas es pensar en ellas y luego seguir pensando en ellas y después pasar a la acción. ¡Empecemos!

Entendiendo su Operación de Manga Gástrica

Entendiendo su Operación de Manga Gástrica (Examen)

Me sorprende la frecuencia con la que me encuentro a un paciente que no sabe a qué tipo de intervención quirúrgica para adelgazar se sometió y mucho menos describir el proceso quirúrgico. Es comprensible si el amigo o pariente no está seguro de qué cirugía se usó, pero me refiero a que el paciente mismo no lo sabe. No puede decirme qué tipo de manga gástrica se colocó, el tipo de bolsa que se creó o incluso si se desviaron los intestinos. ¿Se debe esto a la mala memoria del paciente o a un problema de nuestro sistema quirúrgico? No estoy seguro, pero probablemente tiene que ver con la naturaleza típica de las relaciones e interacciones entre médicos y pacientes. De cualquier manera, no quiero que esto le suceda a ninguno de mis pacientes. Lo siguiente es un examen en el que trabajamos mis pacientes y yo antes de someterse a una cirugía de manga gástrica.

Dibuje su estómago.

Dibuje su operación de manga gástrica.

¿Qué complicaciones puede sufrir después de la operación? ¿Qué síntoma puede sentir?

¿Qué procedimientos o pruebas puede necesitar después de su operación?

¿Qué vitaminas debería tomar después de su intervención de manga gástrica?

¿Por qué se está operando para perder peso? ¿Cuáles son sus objetivos específicos?

Entendiendo su Operación de Manga Gástrica (Respuestas)

Me sorprende la frecuencia con la que me encuentro a un paciente que no sabe a qué tipo de intervención quirúrgica para adelgazar se sometió y mucho menos describir el proceso quirúrgico. Es comprensible si el amigo o pariente no está seguro de qué cirugía se usó, pero me refiero a que el paciente mismo no lo sabe. No puede decirme qué tipo de manga gástrica se colocó, el tipo de bolsa que se creó o incluso si se desviaron los intestinos. ¿Se debe esto a la mala memoria del paciente o a un problema de nuestro sistema quirúrgico? No estoy seguro, pero probablemente tiene que ver con la naturaleza típica de las relaciones e interacciones entre médicos y pacientes. De cualquier manera, no quiero que esto le suceda a ninguno de mis pacientes. Lo siguiente es un examen en el que trabajamos mis pacientes y yo antes de someterse a una cirugía de manga gástrica.

Dibuje su estómago.

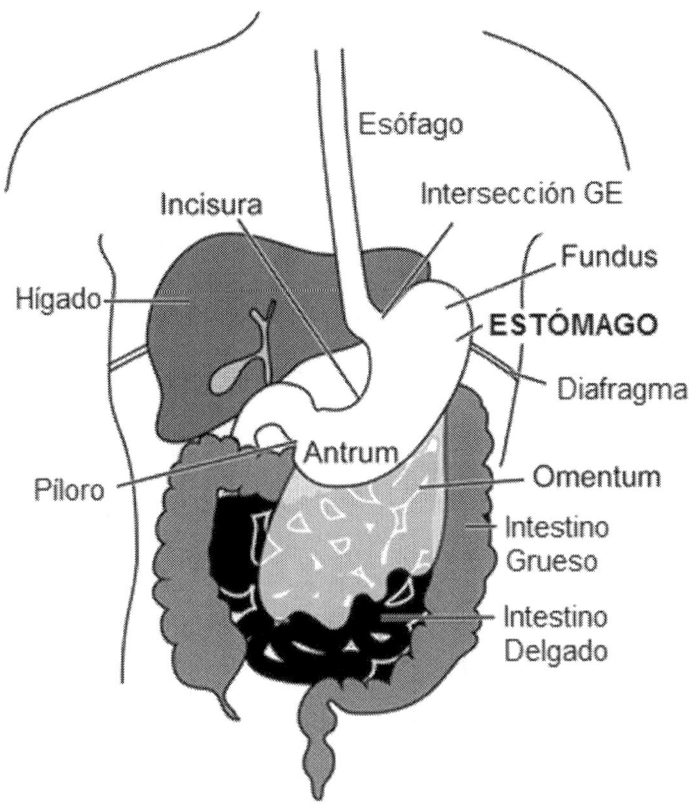

Este es el diagrama de un estómago normal. Observe estas zonas anatómicas:

- *Intersección Gastrointestinal:* Intersección gastroesofageal (GEJ en sus siglas en inglés), donde el esófago se convierte en el estómago.
- *Crura del diafragma:* Su diafragma es la tira de músculo que separa su cavidad torácica (pecho) de su cavidad abdominal. Es un músculo delgado, pero a medida que progresa hacia el medio del cuerpo, se hace más grueso y forma una columna muscular llamada crura. La apertura (hiato) creado por las cruras izquierda y derecha marcan dónde el esófago, la aorta, los nervios y varias estructuras más pasan a través de su pecho en su abdomen.
- *Hiato:* La apertura delimitada por las cruras izquierda y derecha del diafragma.
- *Fundus:* La parte de arriba de su estómago. Puede estirarse.
- *Omentum:* La capa protectora de grasa que está encima de sus intestinos. Aprendemos más y más de ella cada día. Creíamos que todo lo que el omentum hacía era proteger nuestros órganos abdominales, pero ahora creemos que es un órgano endocrino, es decir, que segrega señales químicas para provocar un cambio biológico en nuestros cuerpos. El omentum se vuelva bastante grasiento con la obesidad y los científicos creen ahora que es una de las causas importantes de las comorbilidades asociadas con el sobrepeso.
- *Curva Mayor:* La curva larga de su estómago. Está conectada a su omentum y yace cerca del colon.
- *Curva Menor:* La curva corta de su estómago. Es más gruesa y menos elástica que la curva mayor.
- *Incisura:* La curvatura de su curva menor.
- *Antrum:* El área del estómago justo antes de su píloro. Realiza una función de "batido" que mezcla la comida con los jugos estomacales para acelerar la digestión.
- *Píloro:* El músculo en el desagüe inferior de su estómago que controla el ritmo al que la comida parcialmente digerida abandona su estómago y entra en su duodeno.
- *Duodeno:* La primera parte de su intestino delgado, la cual es responsable de varios procesos digestivos.

Dibuje su operación de manga gástrica:

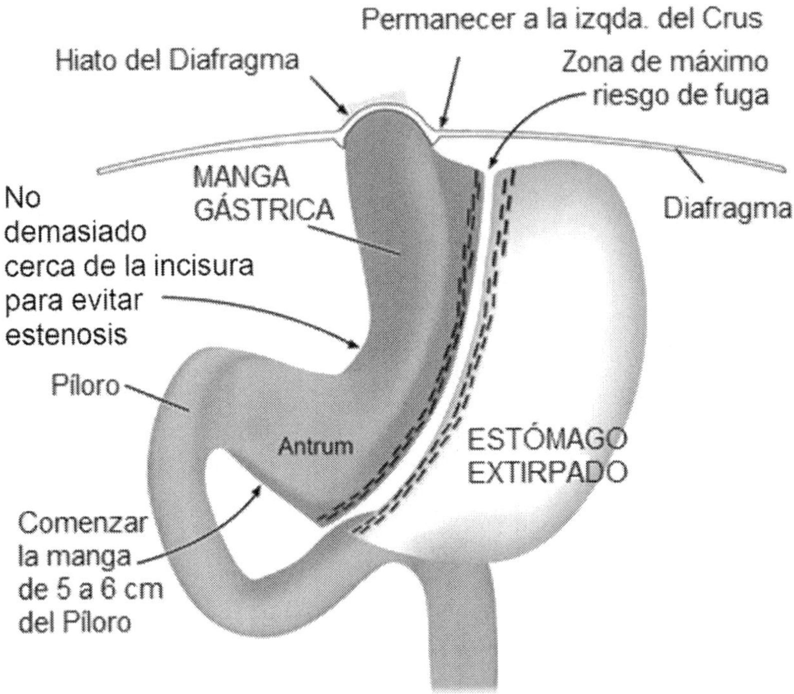

En el momento en el que estoy escribiendo este libro, las técnicas para la intervención de manga gástrica todavía se están refinando. Los cirujanos están intentando determinar todavía qué longitud debería tener la banda, a cuánta distancia del píloro deberíamos poder colocarla, qué instrumento deberíamos usar para hacer la línea de grapas, etc. En general, los cirujanos intentan eliminar entre el 70 y el 80% del estómago. Por favor, consulte con su cirujano para entender las particularidades de su técnica. A continuación le enumero algunas directrices que aprendí durante mi formación y que sigo al realizar la intervención quirúrgica:

Permanecer a la izquierda de la crura izquierda del diafragma para evitar lesiones esofageales y fugas — Si se corta demasiado cerca de la crura se aumenta el riesgo de fugas debido a la manga gástrica. Creemos que ésta es la zona de máxima presión interna, la cual se eleva considerablemente con la inflamación postoperatoria. Si hay demasiada presión se puede formar una pequeña fuga. Existe la teoría de que esta zona no tiene mucho riego sanguíneo, lo cual puede afectar la curación de los tejidos grapados. Acercarse demasiado a la crura también puede lesionar el esófago, el cual sólo tiene dos capas musculares, luego no es tan resistente como el estómago, que tiene tres. Una lesión esofageal puede ser seria.

Crear una pequeña bolsa fundal para el confort del paciente y para evitar el estiramiento—Me gusta dejar una bolsa basal muy pequeña al comienzo de mis bandas gástricas porque los pacientes se sienten más cómodos si tienen una bolsa pequeña donde puede reposar la comida. No todos los cirujanos están de acuerdo, así que asegúrese de preguntar a su cirujano qué es lo que prefiere hacer antes de la intervención. No hay mucha diferencia entre crear una bolsa con el tamaño correcto para ayudar a los pacientes a comer cómodamente y hacerla tan grande que pueda estirarse, lo que provocaría volver a aumentar de peso.

No dejar una bolsa fundal redundante—Una bolsa fundal redundante es muy diferente de la pequeña bolsa mencionada en el apartado anterior. A veces el fundus, sobre todo en hombres altos, puede estar oculto si está cerca del diafragma y es posible que el cirujano no lo vea. Si se hace una bolsa fundal grande sin querer al crear la manga gástrica, se reducen las posibilidades de perder peso porque puede actuar como si fuera un depósito donde pueden permanecer cantidades extra de comida.

No acercarse demasiado a la incisura para evitar estenosis —Una estenosis es un estrechamiento en la abertura interna de su manga gástrica. La mayoría de las estenosis ocurren cerca de la incisura. Si el cirujano se acerca demasiado a la curva al crear la línea de grapas se puede producir una estenosis. Los pacientes pueden padecer bloqueo de alimentos, náusea, vómitos y dolor abdominal. Para corregir la estenosis puede ser necesario una dilatación endoscópica, insertar un catéter o incluso una intervención quirúrgica adicional.

Crear la manga a seis centímetros del píloro para evitar vertidos—Mi opinión es que los pacientes necesitan cierto antrum para ayudarlos con el proceso digestivo. Si la manga gástrica se empieza demasiado cerca del píloro, se pueden producir síntoma muy similares al "síndrome de vertidos" que afecta a los pacientes de puente gástrico. El síndrome de vertidos ocurre después de ingerir azúcares simples y se caracteriza por náusea, vómitos, calambres abdominales y diarrea. La distancia de seis centímetros no es estándar ni mucho menos. Algunos cirujanos empiezan la banda a cuatro o cinco centímetros. Conozco a un cirujano que empieza la manga gástrica al lado del píloro, lo cual, en mi opinión, es demasiado agresivo.

¿Qué complicaciones puede tener después de la operación? ¿Qué síntoma puede sentir?

Ahora que entiende mejor la anatomía de la operación y las posibles complicaciones de la misma, los síntomas de dichas complicaciones deberían estar más claros.

Fuga—Esta es la complicación de operaciones de manga gástrica que más preocupa a los cirujanos. Igual que una fuga en la tubería del desagüe de su fregadero de la cocina, una fuga de una manga gástrica es un orificio en algún lugar a lo largo de la línea de grapas que permite que los jugos gástricos salgan de su manga gástrica y acaben en su cavidad abdominal. A pesar de que los pacientes con puente gástrico también pueden padecer fugas, los que ocurren con pacientes con bandas gástricas son más complejas porque la manga gástrica es esencialmente un tubo de alta presión. Los cirujanos están debatiendo todavía la mejor manera de prevenir, reparar y curar fugas de manga gástrica. La mayoría de las fugas harán necesaria la vuelta al quirófano u otro procedimiento para arreglarlas. Tuve dos pacientes con fugas y, afortunadamente, ambos se curaron relativamente rápido. Sin embargo, he oído historias de colegas que han tenido bastantes dificultades curando fugas, aplicando tratamientos que duraron varios meses. Tómese esta complicación en serio y siga las instrucciones de su cirujano no sólo después, sino también ANTES de la operación.

Estenosis—Si padece náusea o vómitos frecuentemente al comer debería ver a su cirujano para que le evalúen y comprueben si tiene una estenosis. Una estenosis se presenta como "comida atascándose". Vuelva a imaginarse la tubería del desagüe del fregadero de la cocina. A medida que pasa el tiempo, la corrosión, la grasa y la suciedad estrecharán el diámetro de la tubería y tarde o temprano la atascarán. Las estenosis ocurren más a menudo en la curva del estómago, denominada incisura, pero pueden ocurrir en cualquier parte de la línea de grapas. Su cirujano probablemente querrá hacer varios estudios con rayos X, como ingerir bario o hacer una endoscopia, especialmente si los síntomas persisten después de que haya analizado sus pautas de ingestión y usted haya adoptado los cambios de comportamiento recomendados. El tratamiento de una estenosis requiere a menudo una endoscopia con una dilatación con globo. Algunos cirujanos pueden intentar poner un catéter temporal en la zona estrechada, pero en algunos casos, una estenosis puede requerir otra intervención quirúrgica para corregir el problema.

Curiosamente, hay veces que se sospecha que hay estenosis pero no es así. Hubo casos en los que en las curvas de la manga gástrica existen mellas o torceduras en la incisión que no pueden verse en estudios de diagnósticos y sólo se manifiestan cuando el paciente come. Esto puede ser muy frustrante para el paciente porque se le dice que todos los resultados de los análisis son "normales" y también para el cirujano, el cual está intentando ayudar. En definitiva, tal caso puede requerir una operación quirúrgica para examinar la manga gástrica propiamente dicha y aun así puede que no sea aparente. Llegado ese momento, tiene que fiarse de la experiencia y juicio clínico de su cirujano, lo que está relacionado con mi argumento que lo mejor es que le ENCANTE su cirujano, así que ¡encuentre a uno bueno!

Vertidos—Estoy empezando a oír casos de varios pacientes de manga gástrica que desarrollan síntomas muy similares a los del síndrome de vertidos, es decir, náusea, vómitos, diarrea y dolor abdominal parecido a calambres después de comer. Sospecho que esta condición ocurre cuando la manga gástrica comienza demasiado cerca del píloro, limitando la función moledora del antrum y haciendo que el tiempo de tránsito al intestino delgado sea demasiado corto. El número de pacientes con este problema ahora mismo es muy pequeño, lo que significa que me entero de estos casos en reuniones profesionales o tengo unos pocos pacientes con este problema en nuestras clínicas separadas, pero no se ha realizado un estudio todavía sobre este tema.

Irritación de la Manga Gástrica—Si siente dolor al comer, puede tener una irritación del recubrimiento gástrico. La gastrectomía de banda es un procedimiento que induce la producción de ácido, al menos inicialmente. Si no toma un antiácido (preferentemente un tipo de medicación llamado inhibidor de bomba de protones o PPI en sus siglas en inglés) o si come o bebe alimentos altos en ácido, como salsas de tomate o café, puede que irrite el recubrimiento estomacal. Si come demasiada cantidad constantemente o traga bocados demasiado grandes, ese gran bolo de comida, una vez en su sitio, puede irritar el recubrimiento. Así que, ¡recuerde tomar su PPI, evitar alimentos altos en ácidos y lo más importante es no comer demasiado!

Ulcera—Muchas veces cuando pacientes, especialmente pacientes de puente gástrico, tienen úlceras estomacales, ¡pierden mucho peso!. Eso es normalmente porque sienten un dolor considerable al comer, debido a la inflamación y superficie en carne viva de la úlcera. La úlcera también puede sangrar, causando anemia en algunos pacientes o que sus heces sean oscuras, negras o parecidas al asfalto y que huelen particularmente mal. Las úlceras sangrantes pueden causar que los pacientes pierdan una cantidad considerable de sangre, lo cual puede resultar en anemia, la condición en la cual la cantidad de hemoglobina (la molécula que lleva el oxígeno a sus tejidos) en el cuerpo es demasiado baja. Es probable que sea necesario realizar una endoscopia para tratar una úlcera sangrante.

Anemia y Deficiencia Vitamínica—La mayoría de los pacientes de puente gástrico desarrollarán una anemia moderada, debido a la mala absorción de los nutrientes que el cuerpo necesita para hacer hemoglobina, como el hierro y B12. Los pacientes de puente gástrico deberían tomar siempre sus suplementos y someterse a análisis periódicamente para comprobar si padecen anemia. No es un problema tan común para pacientes de manga gástrica. Sin embargo, si no come alimentos altos en hierro, como espinacas, y continúa comiendo calorías vacías, como patatas fritas, puede que también acabe teniendo anemia. Incluso gente que no se haya sometido a intervención quirúrgica alguna para perder de peso y que no coma alimentos nutritivos puede desarrollar anemia. En general, la mayoría de los doctores cree que el riesgo de padecer anemia y deficiencias nutricionales debería ser menor para pacientes de manga gástrica que para pacientes sometidos a intervenciones quirúrgicas para perder peso en las que se han desviado los intestinos.

Volver a Engordar—Ganar peso de nuevo puede deberse a dos cosas: 1) un problema con la intervención quirúrgica ó 2) un problema con el paciente. Si un paciente está ganando peso de nuevo, como su cirujano es mi responsabilidad asegurarme primero de que no hay problemas con su manga gástrica. ¿Se ha estirado la manga gástrica entera? ¿Se ha estirado el fundus (la parte superior de la manga gástrica), creando una bolsa grande? ¿Hay una estenosis o una úlcera que está causando que mi paciente coma alimentos blandos (consulta la sección sobre el Síndrome de los Alimentos Blandos en el Capítulo sobre la Escala de la Textura), los cuales son normalmente altos en calorías y bajos en nutrición? ¿Empezó mi paciente a tomar una medicación o un suplemento que cause engordar, como esteroides o antidepresivos? Una vez que descarto una causa médica o quirúrgica me concentro en una causa potencialmente debida al paciente.

¿Han vuelto las antiguas malas costumbres? ¿Está comiendo debido al estrés? ¿Al aburrimiento? ¿A la soledad? ¿Ha pasado recientemente por un mal momento, como un divorcio, ha perdido su trabajo o ha perdido a un ser querido? ¿Sufrió un accidente y ahora no puede hacer ejercicio como solía, de modo que la relación entre la ingestión calórica y el gasto de energía está desequilibrada? A veces los pacientes sólo necesitan que alguien les recuerde, como nos ocurre a todos de vez en cuando, que ¡MERECE LA PENA LUCHAR! No se rinda y pierda todo lo que ganó con tanto esfuerzo en su camino para perder peso.

¿Qué otros procedimientos o análisis es posible que necesite después de su operación?

Ingesta de Bario—La mayoría de los cirujanos realizarán un estudio sencillo de rayos X de contraste llamado una ingesta de bario el día después de su intervención de manga gástrica. También pueden ordenar que se haga más tarde si sospechan que posiblemente haya un problema con su manga gástrica. Esta prueba se hace normalmente en el departamento de radiología de un hospital, pero algunos cirujanos tienen una máquina para hacer fluoroscopias en sus clínicas. Beberá un poco de un líquido arcilloso blanco que es más denso que sus tejidos. Luego se hacen rayos X para ver cómo viaja el fluido a través de su tracto gastrointestinal (GI). El contraste entre el bario y la densidad de sus tejidos permite al cirujano ver el recubrimiento de su esófago y su manga gástrica para poder examinar el aspecto de la transición del esófago a la banda. Puede detectar una hernia hiatal, estenosis, una manga gástrica dilatada o una bolsa retenida o estirada. También puede ver como la solución de contraste se vacía en el intestino delgado. Todo esto es información muy buena, pero también tiene sus límites. Por ejemplo, sólo podemos ver el contorno del tracto GI y no los tejidos propiamente dichos. Para poder verlos, la mayoría de los cirujanos recomendarán hacer también una prueba llamada esofagogastroduodenoscopia o EGD.

EGD—Es un procedimiento de endoscopia que se hace insertando una cámara pequeña blanda en la boca del paciente cuando éste se encuentra moderadamente sedado. Se hace a menudo por motivos que no tienen nada que ver con cirugía bariátrica, como dolor abdominal, reflujo o úlceras estomacales pero también resulta muy útil después de intervenciones quirúrgicas para perder peso. El EGD permite a los cirujanos visualizar el recubrimiento de su GI para comprobar si hay irritación, úlceras o si está sangrando. No sólo podemos medir el tamaño de su manga gástrica, también podemos comprobar si tiene estenosis o pliegues. Un EGD también nos permite realizar cualquier biopsia de tejidos necesaria que no se puede hacer durante una ingesta de bario. Podemos examinar la contracción del esófago y el píloro (el músculo que controla el vaciado de su estómago), a pesar de que una ingesta de bario es mejor para eso. Así que es posible que necesite los dos procedimientos.

Análisis de Sangre—Al menos debería hacerse un análisis de sangre al año. Los números de referencia son importantes para confirmar que cualquier enfermedad relacionada con la obesidad (comorbilidades) está mejorando. ¿Están bajando su azúcar en la sangre y la hemoglobina A1C? Si es así, es un indicio de que su diabetes está mejorando. ¿Están volviendo los enzimas de su hígado a niveles normales, demostrando que su hígado se está recuperando del daño causado por una mala dieta?

El análisis de sangre también es importante para asegurarse de que no está desarrollando problemas nuevos, como deficiencias vitamínicas. Las deficiencias en vitamina B12, ácido fólico, vitamina D, hierro y calcio son comunes en los pacientes bariátricos. Son peores con procedimientos de malabsorción, como puente gástrico o cruce duodenal, pero pueden ocurrir en pacientes de manga gástrica (Gehrer, 447). ¿Por qué? A pesar de que ahora tiene una manga gástrica, todavía DEBE cambiar lo que come. Lo que comía antes probablemente no era muy nutritivo. Una galleta Oreo todavía es una galleta Oreo si la come antes de la operación o con una manga gástrica o después de un puente gástrico. Me ENCANTAN las galletas Oreo, pero sé que no son saludables así que no las como a menudo. La mayoría de la gente obesa, a pesar de estar gordos por fuera, están de hecho malnutridos por dentro.

¿Qué vitaminas se recomiendan tomar después de su operación de manga gástrica?

Recomiendo tomar una multivitamina que se hace específicamente para pacientes bariátricos durante un año después de operarse. Necesitará los suplementos mientras que aprende a comer después de la operación (Snyder-Marlow, 600). Aprender la nutrición lleva tiempo. Abandonar malas costumbres lleva tiempo. Recuerde, las patatitas fritas todavía son patatitas fritas, incluso después de operarse para perder peso y las galletas todavía son galletas. Estos "alimentos" tienen muy poca nutrición, de modo que necesita soporte nutricional a medida que comienza a cambiar su dieta. Ahora sabemos que probablemente una multivitamina diaria sencilla no es suficiente para pacientes sometidos a intervenciones quirúrgicas para perder peso, especialmente los pacientes de puente gástrico. Las diseñadas para pacientes bariátricos están formuladas normalmente para tener niveles más altos de biodisponibilidad. Mi objetivo es que, pasado un año, mis pacientes obtengan toda la nutrición que necesitan de los alimentos auténticos que comen. No debería tener que vivir de batidos de proteínas o de cualquier alimento pre-empaquetado. Los pacientes de puente gástrico y cruce duodenal son excepciones porque ya no pueden físicamente absorber muchos nutrientes de la comida, pero como no hay malabsorción con la manga gástrica, debería poder obtener la suficiente nutrición cómodamente comiendo alimentos frescos.

¿Por qué se está sometiendo a una operación para perder peso? ¿Cuáles son sus objetivos específicos?

Existen muchas razones buenas (y malas) para decidirse a someterse a una operación para perder peso. Algunos pacientes piensan, "Vaya, ¿de verdad he caído TAN bajo? ¿He llegado DE VERDAD a un punto en el que me hace falta operarme para perder peso y así poder vivir mi vida día a día?" Estos pacientes aceptaron el hecho de necesitar medicamentos para controlar la diabetes o hipertensión y asumieron que el dolor crónico en las articulaciones es una consecuencia natural del proceso de envejecimiento, pero cuando la vida cotidiana se hizo demasiado difícil decidieron tomar medidas. Darse cuenta de que han alcanzado este extremo es muy agobiante para algunos pacientes. Por eso es importante pensar en esta pregunta ANTES de operarse. Si no, la realidad de toda la situación puede ser demasiado agobiante después de la operación.

Aquí tiene varias razones válidas que pacientes esgrimen para proceder con una operación para perder peso:

"Tengo que hacerlo por MI SALUD".

"Mis rodillas (espalda, cuerpo, caderas) me duelen demasiado para poder pasar el día".

"Estoy cansada de tomar todos estos medicamentos (inyecciones, visitas al doctor, extracciones de sangre, etc...)"

"Me preocupa que si falta la corriente por la noche y mi máquina CPAP se para, puede que no me despierte al día siguiente".

"Estoy enferma y cansada de sentirme enferma y cansada".

"Tengo que hacerlo por MI".

"Esta persona no soy yo. Quiero empezar a vivir como la persona que se suponía que iba a ser".

"Me parece que me están ignorando en el trabajo (no conseguí un puesto, un ascenso, etc.) debido a mi peso y, por lo tanto, no estoy ganando la cantidad de dinero que necesito para vivir la vida que quiero".

"Quiero dejar un legado mejor, incluyendo gratos recuerdos de tiempos divertidos".

"Si la vida es dura ahora, mi tercera edad será miserable".

Estos son ejemplos de razones no tan buenas para operarse:

"Tengo que hacerlo por OTROS".

"Mis hijos quieren de verdad que lo haga".

"Mi hermana (madre, amigo, etc...) lo hicieron y les fue muy bien".

"Esto salvará mi matrimonio".

"Mi médico me dijo que no viviré 5 años más a menos que lo haga".

"Voy a adelgazar y vengarme de toda esa gente que solía burlarse de mí en la escuela superior".

"Me dieron el dinero después del divorcio y voy a demostrarle a mi ex que no puede decirme lo que puedo hacer con él".

Si le operas por otros probablemente no tendrá éxito. Claro, podrá perder algo de peso al principio, pero si no tiene un compromiso de gran nivel para cambiar su vida por usted mismo, lo más probable es que vuelva a ganarlo todo. Recuerde, una operación de manga gástrica no es una dieta y no es un arreglo rápido. Una operación de manga gástrica es un compromiso de por vida, de modo que tiene que educarse lo más posible antes de decir "Sí, esto es lo que debo hacer".

Examen I de Conocimientos Preoperatorios de Manga Gástrica

Examen I de Conocimientos Preoperatorios de Manga Gástrica (Preguntas)

Averigüe cuánto sabe sobre el procedimiento de manga gástrica para así poder tener expectativas realistas.

Con la manga gástrica, podré comer:

a) *Cualquier cosa que quiera rápidamente.*

b) *Cualquier tipo de pan y de carne.*

c) *Aproximadamente de 1100 a 1200 calorías al día.*

Inmediatamente después de la operación:

a) *Me despertaré ya delgada.*

b) *Tendré molestias que mejorarán con el paso del tiempo.*

c) *Haré un viaje largo.*

Con la manga, podré:

a) *Beber todo el alcohol que quiera y esperar perder peso.*

b) *Comer todo el helado que quiera y esperar perder peso.*

c) *Comer dulces y beber alcohol (moderadamente) y esperar perder peso.*

d) *Ninguna de las opciones anteriores.*

Tengo que comenzar un programa para hacer ejercicio…

a) *Antes de la operación.*

b) *Después de la operación.*

c) *¡Nunca! La palabra ejercicio es una palabrota.*

Escriba el nombre de seis superalimentos.

Examen I de Conocimientos Preoperatorios de Manga Gástrica (Respuestas)

Averigüe cuánto sabe sobre el procedimiento de manga gástrica para así poder tener expectativas realistas.

Con la manga gástrica, podré comer:

a) *Cualquier cosa que quiera rápidamente.*

Falso. Habrá hinchazón alrededor de su manga durante varios días o semanas después de su operación, lo que significa que su canal puede tener una anchura de sólo varios milímetros. A menudo, mis pacientes se sorprenden cuando les enseño el estudio de ingesta postoperatorio y les indico la línea delgada que representa el lumen interno (o canal abierto) de su manga. A veces es tan estrecho como la punta de un lápiz. No es posible predecir el tamaño de la hinchazón que ocurrirá en su caso o cuanta presión están resistiendo las grapas que están sujetando su manga. La manga gástrica es un sistema de alta presión, lo que significa que funciona de manera muy diferente a una banda gástrica o a una operación de puente gástrico, de modo que es muy importante que siga las directrices postoperatorias de su cirujano fielmente.

Siempre mantengo a mis pacientes en una programa de reemplazo líquido de comidas alto en proteínas, como Optifast®, durante una semana después de la operación, con el fin de prevenir el que cualquier comida se atasque. Si la comida se atasca, sufrirá un dolor muy intenso y probablemente vomitará, lo que hará que corra el riesgo de desarrollar fugas y otras complicaciones. Después de comer comidas líquidas durante una semana, mis pacientes comen comidas blandas durante otra semana más y luego los cambio rápidamente a comidas sólidas. Explicaré los motivos más adelante.

b. *Cualquier tipo de pan y de carne.*

Falso. Inmediatamente después de la operación, debería seguir cierto tipo de dieta líquida. Por favor, siga las directrices de su cirujano. Desafortunadamente, no existe un proceso estándar entre cirujanos, así que no se sorprenda si tiene que hacer algo que una amiga tuya no tuvo que hacer o viceversa. Tarde o temprano (aproximadamente entre 12 y 18 meses después de la operación) debería poder comer la mayoría de los alimentos. Durante esa temporada, añadirá cada vez más alimentos distintos a su dieta.

La tolerancia de alimentos a largo plazo es diferente para cada paciente. Algunos pacientes pueden comer pan y otros no. Algunos pueden comer filetes de carne, pero no pueden comer pollo. Algunos solían poder comer huevos, pero después de una infección de los senos paranasales, no pueden. No hay normas sobre cómo reaccionará el cuerpo de un individuo específico. Creo que esta variación probablemente tiene más que ver con factores psicológicos y mecánicos al comer que con la manga propiamente dicha. A continuación le enumero un par de cosas que les digo a mis pacientes y que creo pueden aplicarse a cualquier persona:

> El pan, por lo general, tiene un valor nutritivo muy bajo, pero puede expandirse y ocupar un gran volumen en su manga, así que intente evitarlo.
>
> Si no come carne roja de nuevo, lo más probable es que viva más tiempo y de manera más sana.

c. *Aproximadamente de 1100 a 1200 calorías al día.*

Verdadero. Una vez que la manga haya curado y la hinchazón haya bajado, su ingesta calórica debería permanecer alrededor de 1100 ó 1200 calorías al día. Esta cantidad le mantendrá satisfecha y resultará en una pérdida de peso segura pero considerable SI come alimentos de verdad y no ingiere calorías vacías. De todas formas, podría ingerir 1100 calorías con sólo un batido de leche de McDonald y prácticamente nada de vitaminas ni minerales para mantener la sensación de tener energía.

¿Qué son "alimentos de verdad"?" Piense en... ¡el Hombre de las Cavernas! Es un truco que aprendí del Dr. Kevin Prentice, de Dallas. Es un fisioterapeuta pero sabe mucho sobre comer sano. Dice que debemos pensar como un hombre de las cavernas a la hora de escoger alimentos y comer sólo lo que uno de ellos reconocería inmediatamente como comida. Un hombre de las cavernas comía carne fresca, frutas, verduras y granos. Reconocería una patata, por ejemplo, pero no una patatita frita, así que ponga patatas y no patatitas en su carrito de la compra. La comida de verdad no se procesa y no viene en paquetes brillantes. La colocan normalmente en el perímetro de los supermercados. Otra manera de saber si algo es un alimento de verdad es si viene sin lista de ingredientes (por ejemplo, una manzana) o si reconoce todos los ingredientes enumerados en su empaquetado.

Una vez que mis pacientes obtienen una pre-aprobación de su seguro, les exijo que empiecen a seguir una dieta de 1200 calorías diarias y adelgacen una libra en una semana antes de que puedan empezar el programa de reemplazo de comidas con líquidos, lo que ayuda a preparar sus cuerpos para la operación. Si no adelgazan esa libra tendrán el placer de repetir esa semana de 1200 calorías al día. No hago esto para castigarlos ¡sino para demostrarles que PUEDEN perder ese peso! No necesitan asistencia especial alguna. Si comen 1200 calorías de alimentos de verdad, la mayoría de ellos adelgazará de tres a cinco libras esa semana (después de haber perdido varias libras durante el período de pre-aprobación de su compañía de seguro médico). Este paso es importante para dar a los pacientes una sensación de poder en su camino para perder peso. Si comienzan a engordar después de la operación, puedo recordarles que tuvieron mucho éxito ANTES de la operación comiendo 1200 calorías diarias, de modo que también pueden tener éxito después.

Inmediatamente después de la operación:

a. *Me despertaré ya delgada.*

Falso. A todos nos gustaría, pero sabemos que no funciona así. La mayoría de ustedes han tenido problemas durante años con su peso, pero ¡no pueden esperar que se evaporen por la noche! De todas formas, he conocido a bastantes pacientes con problemas en mis charlas que pensaron honestamente que se despertarían y tendrían un aspecto como el de la supermodelo Kate Upton. Todavía tengo que decidir si es un problema con el paciente o con el programa al que se sometieron. ¿Qué cree usted? Sé que como cirujanos tenemos que hacer mucho más para preparar a nuestros pacientes ANTES de la operación. En esto consiste mi programa. Procuro dar responsabilidad a mis pacientes animándolos a entender que su éxito para perder peso depende en definitiva de ellos mismos.

b. *Tendré molestias que mejorarán con el paso del tiempo.*

Verdadero. La percepción del dolor es diferente para cada paciente, pero muchos estudios han demostrado que es considerablemente menor después de una operación laparoscópica que después de una operación abierta tradicional. La vuelta al trabajo y la actividad diaria normal es también más rápida, pero depende de su profesión. Pregunte a su cirujano antes de comenzar cualquier actividad importante. Normalmente, la mayoría de mis pacientes vuelven a un trabajo de oficina de 10 a 14 días después y a un trabajo pesado de 4 a 6 semanas después. Por supuesto, podría tardar más si tiene complicaciones con la operación. Una vez que los pacientes reciben el alta del hospital, deberían concentrarse en mantenerse hidratados con agua y en dar paseos cortos lentamente cinco o seis veces al día.

Los pacientes pueden sentir un dolor derivado en los hombros. Se debe normalmente a la irritación del diafragma durante la operación que, postoperatoriamente, provoca dolor en los hombros. El dolor debería disminuir paulatinamente cada día, pero si persiste durante más tiempo de lo normal, podría ser un signo de que algo va mal, así que tenga siempre el número de su médico en marcación automática. Una fiebre de más de 101.5° F, especialmente cuando se ve acompañada de escalofríos, es particularmente preocupante. **No ignore una combinación de dolor, fiebre alta y escalofríos.**

La queja más frecuente después de una operación de manga gástrica es la náusea, pero tenemos buenos medicamentos para tratarla. Por ejemplo, coloco un parche de escopolamina detrás del oído de mi paciente antes de la operación. La náusea que ocurre inmediatamente después de la operación puede ser el resultado de una operación alta en el estómago. Esto ocurre en otras operaciones también, no sólo en operaciones gástricas. Muchas veces, puede ser un efecto duradero de los medicamentos anestésicos que se usan para dormir a los pacientes. La náusea después de recibir el alta puede deberse a beber un trago demasiado grande demasiado rápido, así que beba líquidos despacio. ¡Por supuesto, no coma nada hasta que su cirujano no lo permita!

c. *Haré un viaje largo.*

Falso. No se recomienda viajar inmediatamente después de la operación. La causa de muerte número uno de la gente que se somete a operaciones para perder peso no es la operación propiamente dicha, sino la embolia pulmonar.

La embolia pulmonar ocurre cuando un coágulo de sangre en su pierna viaja a su pulmón. Para combatirlo, ponemos una inyección a los pacientes para adelgazar la sangre antes de la operación y normalmente otra durante su estancia en el hospital. Si ha tenido coágulos de sangre su cirujano puede mandarle a casa con inyecciones diarias para adelgazar la sangre. Lo mejor que puede hacer para prevenir coágulos de sangre es caminar.

Si pacientes emprenden un viaje largo, en avión o en coche, corren el riesgo de no sólo desarrollar coágulos de sangre en las piernas por permanecer sentados demasiado tiempo sino de no disfrutar del viaje tampoco. La mayoría de los pacientes no saben lo suficiente sobre "la vida después de una operación para perder peso" para poder divertirse. Pueden tener miedo de comer en absoluto y acabar teniendo hambre y sintiéndose nerviosos, pueden beber demasiadas margaritas y acabar malnutridos y enfermos o pueden avergonzarse de decir a cualquiera que acaban de operarse para perder peso y sentirse presionados para comer algo sólido, lo que podría dañar la línea de grapas. Pregunte a su médico antes de hacer plan alguno para viajes largos y, por favor, no planee su operación cerca de cuando tenga que emprender un gran viaje.

Si va a salir del país para operarse o si vive lejos del centro más cercano de operaciones para perder peso, por favor recuerde que después de su operación debe parar el coche cada hora y caminar al menos durante 10 minutos.

Con la manga, podré:

a. *Beber todo el alcohol que quiera y esperar perder peso.*

Falso. ¡Este es el tema favorito de mis pacientes! Ya sé que están cansados de oírme decir lo mismo cada semana, pero… 1) ¿Cuántas calorías tiene un gramo de proteínas? Respuesta = 4. 2) ¿Cuántas calorías tiene un gramo de hidratos de carbono? Respuesta = también 4. 3) Pero, ¿cuántas calorías tiene un gramo de grasa? Respuesta = ¡9! Es decir, un pedazo de grasa tiene más del doble de calorías que un gramo de hidratos de carbono o de proteínas. No pasa nada si no se acuerda de los números, lo que importa es la proporción. Otra forma de verlo es que por la misma cantidad de calorías podría comer más del doble de hidratos de carbono o calorías. Y por último: 4) ¿Cuántas calorías tiene un gramo de alcohol? Respuesta = ¡7! Todo el mundo sabe lo mala que es la grasa con 9 calorías por gramo, pero muchos no se dan cuenta de que el alcohol está justo por debajo con 7. Ha habido muchos pacientes que se han sometido a operaciones para perder peso y lo han ganado de nuevo con alcohol. La mayoría de las veces el alcohol se consume junto con mezclas de alto contenido calórico. Por ejemplo, una margarita tiene más de 600 calorías. Si tiene problemas controlando la cantidad de alcohol que ingiere, por favor busque ayuda profesional. Contrólelo antes de someterse a una operación para perder peso. De lo contrario, puede que esta operación no surta los efectos deseados en su caso.

b. *Comer todo el helado que quiera y esperar perder peso.*

Falso. A pesar de lo que Einstein haya podido pensar acerca del interés compuesto, creo que el helado es la fuerza más poderosa del universo. No existe operación para perder peso que pueda enfrentarse a ello, ni siquiera el puente gástrico. "¿Pero qué me dice del síndrome del vertido?", preguntarás. La verdad es que no todos los pacientes de puente gástrico padecen el síndrome del vertido, y de entre aquellos que lo sufren, la MAYORÍA deja de padecerlo al cabo de varios años. Así que, si le gustan los dulces y está planeando someterse a una operación de puente gástrico, no ESPERE que el puente le cure de sus ansias de comer dulces para siempre.

A veces me como un cuenco de helado en ocasiones especiales, pero si un paquete de helado le ha reconfortado ya, no se engañe pensando que no pasa nada si es un poco "sólo para probar". Esa prueba se convertirá en algo mucho más grande. Y recuerde, la manga gástrica funciona ayudando a controlar su apetito de modo que consuma menos calorías. No elimina la gran cantidad de calorías en el helado o en otros dulces (hablaremos de Calorías Vacías más tarde).

c. *Comer dulces y beber alcohol (moderadamente) y esperar perder peso.*

Falso. ¡Esta es la cuestión más debatida en mi consulta! Esta es mi postura. Si alguna vez me llaman a declarar ante un juez, le diría, "Señoría, le juro que les dije que nunca comieran dulces y que nunca bebieran alcohol". Pero la verdad es que siempre habrá ocasiones especiales, vacaciones y fiestas. Por eso desarrollé la Excepción de los 21 Días, de la que hablaremos más tarde. Muchos pacientes me dicen "Dr. Vuong, si hubiera sabido lo que era la moderación, no habría venido a verle para operarme para perder peso". ¡Pues no deja de ser verdad! Asimismo, no puede comer helado y ESPERAR perder peso. No va a ocurrir, incluso si el cartón dice "Vaca Delgada" o "Sin Azúcar".

Tiene que ser consciente de las tentaciones y de las selecciones que hace. Si las patatitas dulces son su debilidad, no crea que va a parar después de comer sólo una y no compre una bolsa grande para evitar la tentación. No permita que haya cartones de helado o esas galletas en su casa. Si su familia se queja, recuerde que si la comida basura no es buena para usted tampoco lo es para ellos. El tipo de decisiones que tendrá que tomar para tener éxito con su manga gástrica se aclararán si se entiende a sí misma a través de autoexploración y honestidad. Puede comenzar definiendo lo que significan las palabras "moderación" y "expectativas" para usted.

> Todo lo que tiene en la vida es el resultado de las decisiones que ha tomado, ¡así que decida sabiamente!

d. *Ninguna de las opciones anteriores.*

Verdadero. Esta es la respuesta correcta. Creo que la diferencia entre "c" y "d" es A MENUDO la razón por la que la gente se "Estanca al Perder Peso", un concepto en el que no creemos en mi consulta. Es decir, si tuviera que suponer, la MAYORÍA de la gente que no puede "perder las últimas 20 libras" o han dejado de perder peso "sin razón aparente" probablemente responderían "c" a esta pregunta y quizás tienen que redefinir lo que significa "moderación" o, incluso mejor, dejar de comer dulces completamente para perder esas últimas libras, pero estoy seguro de que unos pocos contestarían "d" y hay otra cosa que es la culpable. Siempre hay una respuesta al por qué se ha estancado, ya sea física, emocional o psicológica.

Sin embargo, creo que una pérdida de peso que no sea satisfactoria se debe probablemente más a una NUTRICIÓN INADECUADA que a otra cosa. Hablamos demasiado de contar calorías en este país y no lo suficiente ni mucho menos de la nutrición.

> Si ha reducido las calorías en exceso a la cantidad apropiada y ha dejado de perder peso, se debe a lo QUE está comiendo, no a LA CANTIDAD DE CALORÍAS que está consumiendo.

Por ejemplo, una galleta y una manzana tienen aproximadamente 100 calorías las dos, pero el contenido nutricional es muy distinto. Una galleta tiene muy poca nutrición, si es que tiene algo, pero una manzana nutre mucho. ¿Puede comer cinco galletas de golpe? Yo sé que puedo hacerlo, aunque intento evitarlo. ¿Puede comer cinco manzanas de una vez? Quizás, ¿pero lo ha hecho? Después de comer una manzana, normalmente no quiero más, pero esa segunda galleta siempre me llama. Sin embargo, una galleta no aporta nada ni a mi cuerpo ni a mi salud, pero una manzana sí.

Tengo que comenzar un programa para hacer ejercicio.

a. *Antes de la operación.*

Verdadero. Es probable que tenga que cambiar completamente el concepto que tiene de "ejercicio". Comprenda que, para la mayoría de los pacientes, comenzar un programa de ejercicio antes de la operación sólo significa aumentar su nivel de actividad. ¡No pierda el tiempo comprando equipos caros o haciéndose socia de un gimnasio! Y si no ha corrido desde hace 15 años, lo pasará muy mal si lo intenta inmediatamente. Tengo muchos pacientes que han intentado seguir el último programa de ejercicios intensos de moda y acabaron haciéndose daño. Normalmente, sufren una lesión muscular en la rodilla o en la espalda. En lo que se refiere al ejercicio, a mis pacientes les digo:

> "Cualquier actividad que provoque una sola gota de sudor se puede considerar ejercicio."

Puede conseguirlo aparcando más lejos de donde tiene que ir, caminando por la oficina, usando las escaleras en lugar del ascensor, tirando la basura en lugar de pedir a sus hijos que lo hagan, barriendo el porche, quitando las hojas muertas del césped, etc. **Pero recuerde, si deja de sudar mientras que hace esa actividad ya no puede considerarse ejercicio.** Por ejemplo, cuando pesaba 300 libras y caminar una vez alrededor de la manzana le hacía sudar, eso era ejercicio. Después de dos semanas, quizás dejó de sudar después de dar una vuelta a la manzana. Su cuerpo se acostumbró. ¿Qué tiene que hacer? ¡SUBIR EL NIVEL UN POCO! Camine más lejos, mueva los brazos, camine con pesas, camine más y más rápido hasta que tarde o temprano empiece a correr.

La "forma física" no es lo mismo que la "actividad diaria" y se ha demostrado que aumenta la longevidad y mejora la calidad de vida en general. La forma física se consigue siguiendo un programa de ejercicios regular que se hace aproximadamente tres veces a la semana y que está diseñado para estimular su ritmo cardíaco hasta llegar a un objetivo determinado. También incluye trabajo de resistencia con pesas. Un gimnasio o universidad local proporciona a menudo entrenadores personales económicos que pueden ayudarle a diseñar un programa seguro y conveniente para que mejore su forma física. Además, al aumentar su nivel de actividad diaria también mejorará su nivel de forma física, así que no espere. Encuentre algo que le guste hacer y que sea fácil de hacer y ¡empiece ahora!

b. *Después de la operación.*

Falso... más o menos. Esperar hasta después de la operación no es algo ideal, pero algo es algo. Siempre puede empezar simplemente poniendo en práctica los consejos enumerados anteriormente y otros que se le puedan ocurrir. A medida que va perdiendo peso, probablemente se sienta con fuerza para hacer ejercicio durante más tiempo y con más intensidad. ¡No se rinda! Tiene que decidirse y hacerlo, no esperar hasta más tarde o hasta después de la fiesta o cuando se hayan dormido los niños. Si en vez de pensar que ejercicio significa ir a una clase en un gimnasio o correr tres millas piensa que son periodos cortos de actividad, no tiene que esperar hasta más tarde. ¡Puede hacerlo mientras va a la fiesta o con los niños o ahora mismo!

c. *¡Nunca! La palabra ejercicio es una palabrota.*

¡Mentira cochina! ¿Recuerde lo divertido que era correr, saltar, dar volteretas, escalar, bailar y disfrutar de todo tipo de movimientos cuando eras una niña? No lo considerabas ejercicio entonces y, desde luego, no creías que era terrible. ¡De hecho, si tenía que perderte el recreo en el parque era toda una desgracia! **Intente pensar igual que una niña de nuevo y encuentre actividades que le gusten.** ¡Mejor todavía si hacen que su corazón lata más rápido! Probablemente podrá hacer más y más cosas y disfrutar moviéndose más según se vaya haciendo más sana. Es una oportunidad excitante para volver a descubrir aficiones antiguas que hacían que se moviera o explorar hobbies nuevos, como jugar al frisbee con sus hijos o nietos o atender la huerta. Una vez que reconsidere el concepto de ejercicio puede desarrollar un enfoque más sistemático.

Escriba el nombre de seis superalimentos.

Se ha escrito mucho últimamente sobre los "Súper Alimentos". Encienda la televisión y verá algo sobre "algo nuevo" descubierto recientemente en la selva amazónica. Verás que hablan de ello en los programas matutinos o que el Dr. Oz lo explica elocuentemente. Normalmente vienen con titulares sobre "Antioxidantes" o "Recolectores de Radicales Libres" o "De Alto Contenido en Ácidos Grasos Omega-3". Pues bien, permítame que lo simplifique y nombre a varios. Esta lista no los incluye a todos ni mucho menos.

Moras azules
Col rizada
Tomates
Habas
Productos de soja como el tofu
Granos integrales como quinoa
Pescado fresco

¿Qué es lo que tienen en común todos estos alimentos? Todos son naturales. La clave, sin embargo, es comerlos en su estado natural o tan próximo a ello como sea posible. No los sustituya con una barra de quinoa o una vitamina de pescado. Esta lista no incluye una bebida energética hecha a base de extracto de moras azules. Ninguna de ellas, excepto algunas marcas de tofu, viene pre-embalada con una fecha de caducidad o una etiqueta con información sobre sus propiedades nutritivas. Y no tienen que promocionarlas con anuncios largos (es decir, son mucho menos caras que los productos que pueden proporcionar un gran beneficio para quien lo vende).

El gran secreto de las dietas es:

¡COMER ALIMENTOS AUTENTICOS!

Examen II de Conocimientos Preoperatorios de Manga Gástrica

Examen II de Conocimientos Preoperatorios de Manga Gástrica (Preguntas)

Debería:

a. *Mantener en secreto mis esfuerzos para perder peso.*
b. *Decirle a todo el mundo que me voy a operar de manga gástrica.*
c. *Entender que el apoyo social es muy importante para mi éxito a largo plazo.*

Debería:

a. *Comer solo líquidos y comidas blandas que puedan tragarse fácilmente.*
b. *Intentar comer cantidades pequeñas de alimentos nutritivos.*
c. *Comer un bocado más después de sentirme llena, sólo para asegurarme.*

En lo que se refiere a vitaminas después de operarse de manga gástrica,

a. *¡Debería convertirme en una Niña Picapiedra!*
b. *No tengo que tomar ninguna porque las acabas orinando y te quedas como estabas.*
c. *Tomaré una multivitamina diseñada para pacientes bariátricos durante al menos un año y luego obtendré mis nutrientes a base de comer una gran variedad de frutas y verduras frescas.*

Después de la operación,

a. *Tendré que tomar un medicamento antiácido, como Protonix, debido al aumento de producción de ácidos.*
b. *Tendré que someterme a una endoscopia dos años después para comprobar la anatomía de mi banda gástrica.*
c. *Necesitaré análisis de sangre periódicos.*
d. *Todo lo anterior.*

Nombre seis fuentes de proteínas.

Examen II de Conocimientos Preoperatorios de Manga Gástrica (Respuestas)

Debería:

a. *Mantener en secreto mis esfuerzos para perder peso.*

Falso. ¿Ha seguido una dieta en secreto alguna vez? ¿Qué tal le fue? Déjeme que lo adivine... no muy bien. El motivo probablemente es que la gente a su alrededor esperaba que continuase con sus pautas establecidas y le ofrecían sus alimentos favoritos o le animaban a que comiera bien en sus restaurantes favoritos. No tenía con quién hablar cuando tenía problemas para mantener la dieta. De todas formas, nadie lo sabía y por lo tanto, probablemente la abandonó.

La clave para tener éxito perdiendo peso es la consistencia.

Animamos a nuestros pacientes a que encuentren gente de apoyo y los recluten para que los ayuden. Quizás no dijo nada a sus amigos o familiares porque tenía miedo de fracasar. Si cree que va a fracasar incluso antes de empezar, probablemente fracasará. Es muy difícil mantener el nivel de compromiso necesario para conseguir objetivos a largo plazo y, por lo tanto, no debe permitir que el fracaso sea una opción fácil. Dígale a sus seres queridos lo que está intentando conseguir para que abandonar sea más difícil. Luego, cuando lleguen momentos duros, pueden ayudarle a mantener el curso. Y como admitir que se ha fracasado es desagradable, incluso cuando está sola, probablemente se esforzará más.

b. *Decirle a todo el mundo que me voy a operar de manga gástrica.*

No tiene que decírselo a todo el mundo. Me gustaría que cada uno de mis pacientes gritase "¡El Dr. Vuong me operó de manga gástrica!", pero someterse a una operación de manga gástrica es una decisión privada. Si no le gusta la idea de compartir su experiencia con la operación con gente conocida, puede probar a decir cosas como "¡Sólo estoy intentando cuidar más de mi salud!" Esperemos que los demás respeten su nuevo estilo de vida y le animen a ser aún más sana.

Me he dado cuenta de que es casi imposible mantener su operación en secreto. Incluso si su esposo guarda el secreto, todavía tiene que tomar días libres en el trabajo. Sus compañeros de trabajo querrán naturalmente saber lo que está haciendo para saber cómo le pueden ayudar. Su familia y amigos íntimos querrán ir a verla al hospital, la gente de la iglesia se preguntará por qué no va a misa, etc. Tarde o temprano, la gente va a saberlo. Así que sugiero a mis pacientes que asuman el control de esta parte de su vida y pidan a sus familias y amigos más cercanos que les ayuden. Le sorprenderá lo que dice cada uno sobre su decisión de someterse a una operación para perder peso, lo que le dará a entender quién quiere ayudarle de verdad.

c. *Entender que el apoyo social es muy importante para mi éxito a largo plazo.*

¡Muy cierto! Nuestra sociedad se ha construido alrededor de comer y beber juntos. Todo el mundo tiene una Tía Patricia que dice "Sabía que ibas a venir, así que te preparé tu pastel favorito: ¡tarta de pacanas!" La Tía Patricia no está intentando sabotear sus esfuerzos para perder peso sino que quiere darle la bienvenida a su hogar. Si no le dice de antemano que está embarcándose en un estilo de vida nuevo, o bien perjudicará sus esfuerzos para perder peso o le dará un disgusto a su pariente. Para poder conseguir la felicidad de perder peso a largo plazo significativamente, tiene que disponer de apoyo social. Por eso recomiendo a todos mis pacientes que digan a todo el mundo que se han operado para perder peso.

Todos los pacientes esperan emocionados la fecha de su operación. El periodo perioperatorio (los días alrededor de la fecha de su operación) es lo fácil. Siempre les digo a mis pacientes:

"Lo difícil es la vida después de la operación."

Su vida tendrá obstáculos, tentaciones, dificultades, gente que le apoya y gente que no. Así que prepárese para tener éxito antes de operarse: identifique su personal de apoyo más importante.

Debería:

a. *Comer solo líquidos y comidas blandas que puedan tragarse fácilmente.*

Falso. La manga gástrica no está diseñada para detener líquidos. De hecho, si los líquidos no pueden bajar ¡va a tener muchos problemas! Comer sólo líquidos no es una buena opción a largo plazo y es fácil caer en la trampa de consumir demasiadas calorías a través de alimentos líquidos. El consumo de calorías líquidas, como la soda, es uno de los factores más importantes que contribuyen a la epidemia actual de la obesidad. Considero que el helado, habas refritas y otros alimentos blandos y grasos están en la misma categoría que los alimentos líquidos porque la manga no los detiene y añaden demasiadas calorías a su dieta. Estos alimentos son, comparativamente hablando, demasiado altos en calorías y demasiado bajos en nutrición. Mucha gente no consigue alcanzar sus objetivos de pérdida de peso porque no quieren dejar de tomar bebidas altas en calorías (incluyendo bebidas alcohólicas). Tiene que decidir qué es lo que más quiere: estar más delgada y ser más sana o beber esa soda. Decídalo antes de operarse. Si no cree que puede pasar sin la soda, la operación no le ayudará.

Las sodas de dieta (light) tampoco son buenas. Un estudio tras otro ha demostrado que la gente que consume más sodas de dieta suelen ser los que más pesan. La soda, tanto si es de dieta como si no, no le proporciona nutriente alguno. Lee la lista de ingredientes. ¿Reconoce muchos de ellos como comida? Además de no hacer nada sano por usted, la química en la soda de dieta acostumbra su paladar a sabores dulces no naturales, lo que significa que nos animan a consumir más azúcar en general. Creo que esto también es cierto con los edulcorantes artificiales en su café, en sus productos horneados, en cualquier sitio. No me importa el color del paquete en el que vienen (rosa, azul, amarillo o cualquier otro color nuevo). Los edulcorantes artificiales no son buenos para la salud y le animan a comer más alimentos con azúcar.

Hay personas que creen que los batidos son buenos, y a pesar de que los batidos altos en proteínas y bajos en calorías cumplen un papel en la vida de un paciente que se ha sometido a una operación para perder peso, no debería basarse en ellos para conseguir una felicidad duradera perdiendo peso. Un batido hecho con bayas frescas es muy bueno después de haber trabajado todo el día en el huerto, pero quiero que...

Aprenda a comer y a disfrutar de comida auténtica de nuevo.

b. ***Intentar comer cantidades pequeñas de alimentos nutritivos.***

Verdadero. Les digo a todos mis pacientes que se han sometido a una operación para perder peso que deberían comer tres comidas pequeñas y nutritivas al día. Aquellos que son diabéticos deberían añadir un bocado sano. Pero ¿qué es "nutritivo" o "sano"? Aquí es donde LAS GANAS DE APRENDER son muy útiles. Una manera más sencilla de abordar esto es someter a sus alimentos a la prueba del hombre de las cavernas. Por ejemplo, un pollo asado es nutritivo y un hombre de las cavernas lo reconocería como un pájaro asado. Sabemos que no reconocería croquetas de pollo o los recipientes con las salsas para mojarlos. Así que elige el pollo que se ha asado en vez de las variedades batidas, procesadas y con salsa.

La mayoría de los pacientes saben que la primera regla de la operación para perder peso es "Proteínas primero". Pero en mi misión de enseñar a mis pacientes a comer apropiadamente, he creado dos REGLAS DE LA OPERACIÓN PARA PERDER PESO adicionales, de las que hablaremos en el siguiente cuestionario. Creo que estas dos nuevas reglas han mejorado considerablemente el éxito de mis pacientes.

c. *Comer un bocado más después de sentirme llena, sólo para asegurarme.*

Falso. "Sólo un bocado más" perjudica a muchos pacientes que se han operado para perder peso. Aprenda a detectar las pistas que le da su manga gástrica para dejar de comer, y sí, esas pistas cambiarán a medida que pasa el tiempo. Algunos pacientes reciben pistas somáticas, como un hipido o un pequeño eructo, pero no todos las reciben. Y a veces esas pistas cambiarán a medida que su cuerpo se adapta a tener una capacidad estomacal reducida.

Si en cualquier momento está comiendo y piensa "**Hmmm... ¿quizás debería parar?**", adivine qué debería hacer: ¡DEJAR DE COMER! Parece algo sencillo, pero siempre me sorprende la cantidad de pacientes que no hacen caso a esta pista, especialmente si viene acompañada de una ligera presión en su pecho. Si se siente saciada, ha terminado y no es necesario comer más. Ya tiene suficiente comida y ese último bocado le sentará mal.

En lo que se refiere a vitaminas después de operarse de manga gástrica,

a. *¡Debería convertirme en una Niña Picapiedra!*

   Falso. Al principio, tomar una multivitamina sencilla al día era el mejor consejo que podíamos dar a pacientes de operaciones para perder peso, especialmente debido a que eran masticables o líquidas. Ahora sabemos que no es suficiente, de modo que la industria de vitaminas ha desarrollado productos diseñados específicamente para pacientes bariátricos que también saben muy bien.

b. *No tengo que tomar ninguna porque las acabas orinando y le quedas como estabas.*

   Falso. Esto puede ocurrir si toma demasiado de un suplemento determinado, como consumir grandes cantidades de vitamina C cuando siente que se está acatarrando. Pero si se ha sometido a un puente gástrico debería tomar suplementos múltiples a diario.

c. ***Tomaré una multivitamina diseñada para pacientes bariátricos durante al menos un año y luego obtendré mis nutrientes comiendo una gran variedad de frutas y verduras frescas.***

   Verdadero. Sólo estamos empezando a entender qué suplementación se necesita después de una operación de manga gástrica. En teoría, dado que la manga no produce malabsorción, no debería tener que tomar vitaminas y suplementos para siempre. Sin embargo, algunos estudios están apuntando a deficiencias de vitamina D así como de otros oligoelementos. Esto no significa que la manga gástrica cause deficiencias vitamínicas, sino que creo que indica lo pobre que es la nutrición en la mayoría de nuestros alimentos más comunes.

   Yo les digo a mis pacientes que tomen suplementos nutritivos específicos para pacientes bariátricos durante un año después de la operación de manga gástrica, pero el programa de su cirujano puede contener recomendaciones distintas. Durante ese primer año, a medida que las dietas de mis pacientes cambian, creo que necesitan ayuda en lo que se refiere a la nutrición porque lleva algo de tiempo aprender a disfrutar de alimentos nuevos. No me gustó la berenjena la primera vez que la probé así que no espero que a mis pacientes les guste tampoco, pero tienen que seguir intentándolo. A veces les lleva más de un año. Me ha llevado casi toda la vida aprender a disfrutar de algunos alimentos, como el tofu. Algunas cosas fueron más fáciles, como champiñones y espinacas, pero mis pacientes tienen que intentarlo y seguir intentándolo, igual que yo.

Después de la operación,

a. *Tendré que tomar un medicamento antiácido, como Protonix, debido al aumento de producción de ácidos.*

Verdadero. Los cirujanos creen que la operación de manga gástrica es un procedimiento que induce ácido. Al menos al principio, una vez que un cirujano haya extirpado al menos el 75% de su estómago, las células de ácido restantes compensan por el 75% desaparecido segregando más ácido. Es decir, las células de ácido restantes tienen que trabajar más para producir más ácido porque su cuerpo estaba acostumbrado a producir una cierta cantidad de ácido antes de la operación. Pero después de la operación no podrá comer la cantidad de comida suficiente para absorber todo ese ácido. Para ayudar a controlarlo, la mayoría de los cirujanos recetan a sus pacientes una medicación conocida como inhibidor de bomba de protones o PPI por sus siglas en inglés.

Actualmente no existe un estándar que indique durante cuánto tiempo los pacientes deberían tomar esta medicación para bloquear el ácido. La Universidad de Duke mantiene a sus pacientes tomando PPI durante un año. En cuanto a mí, recomiendo a mis pacientes que lo tomen durante tres meses porque la mayoría de ellos no lo necesitan más tiempo. Sin embargo, algunos siguen tomándolo regularmente durante cuatro o seis meses y tengo varios pacientes que todavía lo usan de vez en cuando un año después.

b. *Tendré que someterme a una endoscopia dos años después para comprobar la anatomía de mi banda gástrica.*

Verdadero. Creo que es necesario obtener algún tipo de imagen aproximadamente dos años después de la operación. Considérelo un mantenimiento rutinario de su manga, como el servicio de 25,000 millas de su vehículo. Para mis pacientes prefiero una endoscopia, la cual me permite comprobar el tamaño de la manga y examinarla. Si veo algo raro tengo la opción de actuar inmediatamente, como por ejemplo hacer una biopsia.

También puedo enseñar a mis pacientes fotos de sus mangas. En mi experiencia, les da un poco de tranquilidad saber que todo está en orden.

Un estudio de Rayos X llamado ingesta de bario también es útil. Muestra el flujo de líquido según desciende por su esófago y a través de su manga hasta llegar al intestino delgado. Esta información podría ser muy útil, especialmente si está teniendo problemas.

c. *Necesitaré análisis de sangre periódicos.*

Verdadero. Esto no es sólo para pacientes sometidos a operaciones para perder peso. Como parte de un chequeo de salud periódico, todo el mundo debería hacerse un análisis de sangre rutinario regularmente. Los pacientes bariátricos, sin embargo, necesitan que los análisis de sangre incluyan varias cosas más. La mayoría son niveles de vitaminas y micronutrientes que tienen que ver más con pacientes de puente gástrico, pero creo que es buena idea comprobarlos también en pacientes de manga gástrica. Cada programa es distinto. Recientemente acudí a una conferencia bariátrica en Indianápolis, donde supe que un programa recopila una página entera de análisis de laboratorio para cada paciente. ¡Algunos de esos análisis ni siquiera los conocía! No digo que sea correcto o no. A pesar de que éste es el ejemplo de análisis de sangre más extremo que he visto, cualquier programa incluirá el requisito de análisis de sangre periódicos.

d. ***Todo lo anterior.***

Nombre seis fuentes de proteínas.

Hablaré del papel de las proteínas en otro momento, así de cómo mi noción de proteínas en la dieta de pacientes bariátricos ha cambiado a lo largo de los últimos años. Mientras tanto, es importante conocer las fuentes naturales de proteínas, especialmente las que no son de origen animal:

Verduras — como el brócoli

Habichuelas — incluyendo las lentejas

Productos de Soja — el tofu, el edamame y la leche de soja son fuentes extraordinarias de proteínas y casi no tienen grasa.

Granos Integrales – cuscús, bulgur y quinoa. Se dice que la quinoa es la fuente de proteínas "perfecta". No sé si será verdad, ¡pero sí sé que esos granos son muy fáciles de cocinar!

Frutos Secos – como almendras y avellanas. Pero tenga cuidado porque los frutos secos tienen normalmente un gran contenido de grasas. Les digo a mis pacientes que los frutos secos de un árbol (por ejemplo, almendras, anacardos, pacanas, macadamias, pistachos, avellanas) son mejores que los del suelo (como los cacahuetes). Creo que la mantequilla de cacahuetes es prácticamente comida basura, no mucho más sana que la mermelada.

Pescado—fresco, preferentemente capturado en su hábitat natural. Creo que congelar un pescado puede alterar su sabor y textura y el pescado en lata está demasiado procesado. Hay muchos tipos distintos de pescado, así que encuentre uno que le guste. Si ya le gusta el pescado, mejor todavía, porque puede ser una fuente magra y sana de proteínas que también es versátil. No pasa nada si ahora no le gusta el pescado, pero siga intentando que le guste.

Pollo— incluso la pechuga de pollo sin piel ni hueso tiene demasiada grasa comparada con verduras, granos, habichuelas y tofu. No creo que el pavo sea mucho mejor. Hablaremos más de esto en la Sección de Mantenimiento del libro.

Carne— la carne de ternera es demasiado alta en grasa. No existe tal cosa como "corte magro" de carne. Quizás sea "más magra" que otros cortes de carne, pero todavía tiene demasiada grasa. El cerdo también es una carne roja, no "la otra carne blanca". La carne de caza (como la del venado) es mejor, pero todavía puede tener un contenido alto de grasa.

Productos Lácteos—nadie debería beber leche entera excepto las crías de vaca. Cubro esto en un tópico de la Sección de Mantenimiento.

Suplementos de Proteínas Pre-empaquetados —por comodidad o como parte de un programa perioperatorio, se pueden tomar batidos de proteína de vez en cuando. Sin embargo, no deberían formar parte de su dieta diaria o dieta a largo plazo. En el mejor de los casos son incompletos y en el peor, perjudiciales. Hace poco vi un episodio de "Shark Tank", uno de los pocos programas de televisión que me gusta ver, en el que un empresario estaba promocionando agua mejorada con proteínas anunciada por un jugador de fútbol actual. ¿En serio?

> Les digo a mis pacientes que pueden comer todo lo que quieran de los artículos por encima de la línea y poco de los alimentos por debajo de la línea.

Si los americanos hicieran sólo esto creo que curaríamos o mejoraríamos el 90% de nuestros problemas de salud.

Examen Básico de Nutrición

Examen Básico de Nutrición (Preguntas)

¿Cuál es la Primera Regla de Comer con una Operación para Perder Peso (OPP)?

¿Cuál es la Segunda Regla de Comer con OPP?

¿Cuál es la Tercera Regla de Comer con OPP?

¿Cuántas calorías tiene un gramo de Proteínas? ¿Y uno de Hidratos de Carbono? ¿Y uno de Grasa?

¿Cuántas calorías tiene un gramo de EtOH (alcohol)?

¿Por qué es importante esta relación?

¿Cuáles son las dos cualidades que definen las "Calorías Vacías?

Dé 3 ejemplos de alimentos con Calorías Vacías.

¿Cuáles son las diferencias entre estos Alimentos con Calorías Vacías y los Superalimentos?

Escriba una costumbre relacionada con comer que todavía TIENE que cambiar.

Examen Básico de Nutrición (Respuestas)

¿Cuál es la Primera Regla de Comer con una Operación para Perder Peso (OPP)?

PRIMERA REGLA: ¡Proteínas Primero!

Estas dos palabritas tienen un gran significado para pacientes bariátricos. Esta regla enseña que en cada comida debería comer proteínas antes de comer hidratos de carbono o grasa. Si su respuesta fue "Masticar, masticar, masticar" o "No beber durante las comidas" o algo así, son consejos válidos que debería conocer. Pero no se equivoque: la Primera Regla es "Proteínas Primero". La mayoría de los problemas para perder peso y con las operaciones para perder peso están normalmente relacionados con el incumplimiento de esta regla.

Durante estos últimos años y desde que escribí mi primer libro, me he distanciado del cumplimiento estricto de esta regla. Todavía es importante, pero algunos cirujanos y profesionales del cuidado de la salud recomiendan demasiada proteína. Algunos programas piden a los pacientes que coman 80 gramos de proteínas al día. ¡Creo que es demasiado! Su cuerpo probablemente no puede procesar tanta proteína de manera sana. La mujer americana media que no se ha sometido a una operación sólo necesita aproximadamente 45 gramos al día y el hombre, 55. El requisito inicial de tomar tantas proteínas se debía a la malabsorción que ocurría en los pacientes de puente gástrico y cruce duodenal. Ahora existe una industria entera de batidos de proteínas y chupitos de proteínas que están intentando satisfacer esta demanda pero no es necesario, ya que toda la proteína que necesitamos la proporcionan nuestras fuentes de alimentación naturales, especialmente dados los avances en las intervenciones quirúrgicas que conllevan la mejoría de la absorción de nutrientes.

A pesar de que todavía animo a mis pacientes a concentrarse en comer proteínas primero, ahora me aseguro de recomendar la fuente de esta proteína. Doy instrucciones a mis pacientes para que coman proteínas de origen vegetal y de pescado y muy poco de origen animal, las cuales son demasiado altas en grasa. La industria ganadera usa mayormente maíz como alimento en lugar de dejar que los animales pastan naturalmente, lo que ha resultado en una carne más grasienta que es más del gusto de muchos consumidores. A menudo a esto se le conoce como el "marmoleo" en un filete. Pero a pesar de que el contenido en grasa ha aumentado, ¡el contenido de proteínas de la carne de res moderna ha disminuido! Lo mismo pasa con la carne de cerdo. Es decir, la proteína de origen animal no es la mejor opción para ingerir proteínas.

Para conseguir los MEJORES resultados, coma más proteínas que no sean de origen animal.

De hecho, creo que una dieta vegan, cuando se hace correctamente, es probablemente la opción más sana, pero es difícil ser un vegan estricto en ciertas partes del país. Un vegan es alguien que evita consumir o usar productos de origen animal como parte de un estilo de vida sano, responsable con el medioambiente y sin crueldad hacia los animales. Además de no consumir carne, los vegans estrictos también evitan comer productos lácteos, huevos y mantequilla y no usan productos de piel, cuero, lana o productos cosméticos y químicos probados con animales. Hay muchos atletas (Arian Foster, jugador de fútbol americano de los Houston Texans) y actores y actrices (Natalie Portman, *El Cisne Negro, La Guerra de las Galaxias*) que son vegans. Y por supuesto, muchas otras personas que viven una vida similar, de manera sana y activa. Puede aprender más cosas sobre esta opción fascinante y sana en www.vegan.org.

Soy principalmente un vegetariano que come pescado y marisco, pero también me encanta un buen filete de vez en cuando, sólo que sé que no puede comerlo muy a menudo. Al fin y al cabo, enseño a mis pacientes a hacer lo que yo hago. Hablaré mucho más de esto en la sección titulada "La Escala de la Textura".

¿Cuál es la Segunda Regla de Comer con OPP?

Enseguida me di cuenta de los defectos de la Primera Regla, así que creé dos más. La siguiente regla ha causado una mejora tan grande en el éxito y felicidad de mis pacientes que he pensado en nombrarla la Primera Regla:

SEGUNDA REGLA: Llene su bolsa con la comida más nutritiva que pueda la mayoría del tiempo.

Con esta regla, debe imaginarse su manga como una bolsa alargada y delgada. De hecho, esto podría aplicarse a todo el mundo. Sin operación alguna, su estómago es una bolsa grande y blanda, capaz de estirarse para contener 60 perritos calientes, como les pasa a los participantes en los concursos de comida competitiva del 4 de julio. Los pacientes de banda gástrica tienen una bolsa pequeña por encima de su banda y los pacientes de Puente gástrico tienen una bolsa pequeña que ha creado su cirujano. Su objetivo, si quiere ser un ser humano sano, es llenar esa bolsa con la comida más nutritiva que pueda la mayoría del tiempo.

Esta regla funciona en combinación con la Primera Regla. Veamos cómo. La Segunda Regla se divide en tres partes.

Parte No. 1: Primero, llene su bolsa con proteínas.

¿Por qué empezar con proteínas? Los alimentos ricos en proteínas se digieren más lentamente y ayudan a que los pacientes se sientan saciados durante más tiempo. "Alimentos deslizantes", como las patatitas, habichuelas refritas y puré de patatas, no rellenarán su bolsa. Se deslizarán a través de ella y contravendrán el objetivo de la operación para perder peso, el cual es limitar la cantidad de comida ingerida. A menudo, pacientes sometidos a operaciones para perder peso se sorprenden al comprobar que pueden comer una bolsa entera de patatitas fritas después de la operación. Sin embargo, no pueden comer la misma cantidad de pollo que antes. Así que escoja alimentos ricos en proteína primero porque llenarán su bolsa durante más tiempo y permitirán que la operación cumpla su cometido y le ayude.

Además, Observe que comienzo la regla con la palabra "llene". "Llenar" es un verbo de acción que le hace responsable a USTED para hacer lo que USTED tiene que hacer para tener éxito. No se trata de "Debería", "Espero" o "Lo intentaré". Ni siquiera es "Coma" o "Beba", porque después de varios años siguiendo dietas, estas palabras tienen connotaciones que pueden ser negativas. Alejémonos de nuestra larga relación con la comida y comencemos a pensar de manera diferente. Se LLENARÁ con comida nutritiva.

Parte No. 2: Con los alimentos más nutritivos que pueda → Proteínas primero

Si está comiendo proteínas primero sé que está obteniendo cierta clase de nutrición. Puede que no sea la mejor, pero algo es mejor que nada. La palabra clave en esta sección es "nutritivos", lo que significa que debe pararse a pensar sobre el contenido de los alimentos que come. ¿Qué es lo que puede hacer cierto tipo de alimento por usted? Además de saciarle, la proteína le puede dar energía, reparar músculos doloridos y mejorar el funcionamiento del cerebro. ¿Puede hacer lo mismo un batido de leche? ¿O un rollito?

¡Aprenda lo que significa "NUTRITIVO"!

No basta con decir "¡Pero tiene poca grasa! ¡O no tiene grasa! ¡O está hecho por Lean Cuisine®, así que debe ser sano!" ¡No es verdad! USTED tiene que molestarte y poner interés en aprender lo que se quiere decir con "nutritivo". ¿Cómo? Una pista fácil proviene de la Regla No. 3, de la que hablaremos a continuación.

Parte No. 3: La mayoría del tiempo → Proteínas primero

¿Por qué sólo LA MAYORÍA del tiempo? ¿Por qué no ser perfecto SIEMPRE? Porque "la vida es así" y le ocurrirá a usted también. Siempre habrá cumpleaños y aniversarios y celebraciones y reuniones. En esas ocasiones no pasa nada si se divierte como lo desees, tanto si incluye comida como si no, pero la MAYORÍA del tiempo debería tomar las decisiones adecuadas. Si la mayoría de sus comidas incluyen frutas frescas, verduras y proteínas magras, como el pescado, su cuerpo continuará avanzando con fuerza en las ocasiones en las que no le nutra bien. No es realista intentar "portarse bien" durante las fiestas y celebraciones. ¿Le ha pasado alguna vez que prefirió no comer delante de la gente y se fue de la fiesta con hambre para después comer algo malo por la noche y sentirse culpable por haberlo hecho? Le ha pasado a la mayoría de los pacientes. Le estoy pidiendo que cambie esa perspectiva. No pasa nada si se divierte y se relaja cuando la ocasión lo requiera, pero en lo que se refiere a su vida cotidiana, la mayoría de sus decisiones deberían ser buenas. Decida qué merece la pena celebrar. Su cumpleaños, aniversario y las fiestas más importantes son varios ejemplos de ocasiones que merece la pena celebrar, a diferencia del cumpleaños del compañero de piso de su hijastro o haber acabado temprano de trabajar un martes.

¿Cuál es la Tercera Regla de Comer con OPP?

TERCERA REGLA: Puede comer todas las frutas y verduras frescas que quiera, cuando quiera, cuanto quiera.

A esta regla también se le conoce como la **Regla de Kizzie** (Kizzie es mi hija).

Desarrollé esta regla para que Kizzie la cumpliera a la hora de las comidas y luego me di cuenta de lo útil que sería para mis pacientes. Esta es la historia de la Regla de Kizzie:

Soy el que más cocina en mi hogar. A menudo, mientras que cortaba verduras y hortalizas, Kizzie venía y me pedía algo de lo que estaba preparando para cocinar, como un pedazo de zanahoria o una rodaja de pimiento. Siempre le di varios trozos de buen grado, pero un día volvió y me pidió más. Lo primero que pensé fue decir "Pero luego no tendremos bastante para el plato principal", pero me contuve a tiempo y me di cuenta de lo estúpido que sería negarle a mi hija algo tan sano, especialmente cuando padres en todo el país tienen problemas para que sus hijos coman verduras. De modo que le di varios pedazos más con mucho gusto. Ahora me preparo de antemano y compro verduras y hortalizas extra para que ella pueda comer antes de la cena, como un pimiento entero. Como sé que comió algo sano antes de cenar, no protesto si no quiere comer verduras durante la cena, ¡lo que hace que las comidas sean mucho más tranquilas!

Compara esto con la escena de la familia americana típica, donde el niño dice "Mamá, tengo hambre. ¿Puedo comer un plátano?". Normalmente, la madre responde "No, porque arruinará tu cena". Pero luego, ¿qué hay para cenar hoy en día? La cena se compone normalmente de hamburguesas, perritos calientes, croquetas de pollo, pizza o macarrones con queso. Desde un punto de vista relativo a la nutrición, hubiera sido mejor que el niño comiera ese plátano.

Me refiero a esto como la **regla liberadora**. Esta regla está diseñada para liberar aquellos pacientes que han tenido dificultades y fracasado al intentar seguir numerosas dietas basadas en límites y restricciones, para abrir su mundo a una variedad sin fin de alimentos de verdad. Si tiene hambre a las 10 de la mañana, la Regla de Kizzie dice que puede comer cualquier fruta, como fresas. Si su nivel de azúcar en la sangre es bajo a las 4 de la tarde, puede comer zanahorias. Si está despierta a medianoche (¿por qué está despierta a medianoche?) la Regla No. 3 dice puede comer CUALQUIER fruta o verdura fresca que se le ocurra. Mi familia mantiene una fuente de fruta encima de una mesa para esas ocasiones, así como pedacitos de zanahoria pelada listos para comer. Tenemos parras llenas de tomates dulces al otro lado de nuestra puerta de atrás. ¡Probar hortalizas nuevas puede ser divertido y su cuerpo mejorará con las vitaminas y minerales! Además, puede comer tanto como quiera sin sentirse culpable. ¿Por qué? Porque sinceramente, NUNCA he operado a alguien para perder peso que hubiera comido demasiadas frutas y verduras. **Nunca ha entrado alguien en mi oficina que haya dicho "Tengo sobrepeso porque como demasiadas espinacas".**

Considera que la Regla No. 3 es su entrada para entrar en un mundo de alimentos completamente nuevo. Si su respuesta es "¿Qué hay de emocionante en frutas y verduras?" o "No me gustan las verduras" o "Crecí en una granja, así que ya he probado todas las hortalizas que existen" diría que todavía hay gran variedad de frutas y verduras que sus papilas gustativas están esperando que descubras. Por ejemplo, ¿ha probado alguna vez la dulzura jugosa de un rambután? ¿En qué se distinguen la fruta del dragón, la fruta logan y la fruta del jujubee? ¿Ha sentido alguna vez el picor de un melón amargo? ¿Puede apreciar la diferencia sutil entre la col rizada de dinosaurio, la mezuna y el cohete salvaje? Aparte del champiñón, ¿qué otras variedades de setas ha comido? ¿Ha probado las de porcini, oyster, shitake? El corolario a la Regla de Kizzie es que si no lo ha probado nunca no puede decir que no le gusta. ¡Así que vaya y pruebe algo nuevo hoy mismo!

Hay más de 7500 clases distintas de manzanas en el mundo,
pero sólo una manera de freírlas.

¿Cuántas calorías tiene un gramo de Proteínas? **4** ¿Y uno de Hidratos de Carbono? **4** ¿Y uno de Grasa? **9**

"¿Qué significa esta pregunta, Dr. Vuong?" Bueno, imagínese que el tapón de plástico de una botella de agua es un gramo de proteína. Se come el contenido del tapón. ¿Cuántas calorías de proteínas se acaba de comer? La respuesta es 4 calorías. Ahora imagínese que sea un gramo de hidratos de carbono y luego un gramo de grasa. En cada situación, si se come el contenido de ese tapón de botella de un gramo, habrá ingerido 4 y 9 calorías, respectivamente.

¿Cuántas calorías tiene un gramo de EtOH (alcohol)? **7**

Me refiero a alcohol puro, no el TIPO de alcohol como el vino o cerveza o tequila o vodka. No es la bebida alcohólica, como pueda ser una Rusa Blanca. Es el compuesto de alcohol lo que causa la intoxicación.

¿Por qué es importante esta relación?

Consulte la 3ª pregunta del Cuestionario de Conocimiento Preoperatorio I para más detalles, pero esencialmente significa que por el mismo peso de comida, ingiere más del doble de calorías si escoja algo graso (como una salchicha) en vez de algo con poca grasa o ninguna (como el pescado). Fíjese en la etiqueta con información sobre la nutrición la próxima vez que compares dos alimentos. El artículo con más contenido graso tendrá más calorías por cada porción del mismo tamaño.

Otra manera de pensar en esta relación es que puede comer más del doble de la cantidad de proteínas o hidratos de carbono que de grasa y conseguir la misma cantidad de calorías. Una salchicha tiene aproximadamente la misma cantidad de calorías que el doble de peso de pescado. La mayoría de las dietas nos animan a comer menos. A menudo les digo a mis pacientes que soy el único doctor que conocerán que les dirá que coman MÁS, no MENOS, pero QUE lo que comen debe cambiar. Al adoptar pacientes sometidos a intervenciones para perder peso que se han operado en otros sitios, me encuentro que si un paciente pensó que podía comer lo mismo antes de la operación que después, sólo en menor cantidad, y no ha cambiado su dieta, probablemente estará teniendo problemas para adelgazar. Con esa manera de pensar, puedo casi garantizar que han dejado de perder peso y todavía tienen sobrepeso o han empezado a engordar de nuevo.

Esta relación calórica también significa que esas bebidas alcohólicas pueden añadir muchas calorías (y ningún nutriente) a su ingesta sin que ayuden a saciarle, especialmente mezclas donde las calorías provienen más del mezclador o de los ingredientes que del alcohol propiamente dicho, ya que la bebida consiste en su mayor parte del mezclador. Por ejemplo, una Rusa Blanca tiene vodka, un licor de café dulce como Kahlua y crema. Es fácil darse cuenta de que la mayoría de las calorías provendrán de la crema y del licor de café. "¡Pero Dr. Vuong, las Rusas Blancas saben tan bien!" Estoy de acuerdo, son muy sabrosas, pero a mis pacientes les digo que si se toman una Rusa Blanca deben aceptar el hecho de que probablemente no perderán peso durante los dos siguientes días, lo cual no está mal. El problema ocurre cuando la gente cree que de alguna manera beber ron y una Diet Coke® es una buena alternativa para perder peso cuando no lo es.

¿Cuáles son las dos cualidades que definen las "Calorías Vacías?

Las calorías vacías son el tormento de todos los pacientes de OPP, independientemente del procedimiento al que le haya sometido.

Calorías vacías son los alimentos ALTOS en calorías pero BAJOS en nutrición. Son normalmente las culpables cuando leo o me cuentan algo sobre "estancarse al perder peso".

ALTO EN CALORÍAS + BAJO EN NUTRICIÓN = DESASTROSO PARA ADELGAZAR

Recuerde que debe pensar qué es lo que los alimentos pueden hacer por usted y esas calorías vacías no parecerán tan atractivas. Son calorías perezosas que sólo andan por ahí sin oficio ni beneficio para nuestros cuerpos.

Dé 3 ejemplos de alimentos con Calorías Vacías.

Helados, sodas, chocolatinas, patatitas fritas y casi todos los alimentos altamente procesados que residen en una máquina expendedora. Hasta diría que la mayoría de las comidas rápidas no son más que calorías vacías. Su bajo valor nutritivo no justifica su alto contenido calórico. Tristemente, también son a menudo la comida más cómoda. Comprar un pequeño "bocado" de la máquina del trabajo sólo lleva unos segundos y varias monedas, pero puede contener varios cientos de calorías que le quitan su energía y le impiden lograr sus objetivos.

Estos "artículos de comida cómodos" son tan bajos en nutrición que ni siquiera los considero comida. Se supone que la comida tiene que nutrir nuestros cuerpos. Si un artículo de comida es nutritivo, es decir, lleno de nutrientes, el moho y las bacterias lo descompondrán rápidamente. Si el moho lo come, el alimento se estropeará.

La comida auténtica debería estropearse.

¡Muchos de los productos procesados que los consumidores americanos comen no se estropean! ¿Le ha preguntado alguna vez por qué un Cheeto que encontraste entre los cojines de su sofá dos meses más tarde todavía tiene el mismo aspecto? ¿O por qué una bolsa de palomitas todavía tiene un aspecto apetecible un año después? Esos no son alimentos, son elementos químicos procesados. ¿Es eso lo que quiere que dé energía a su cuerpo o a los cuerpos de sus hijos?

¿Cuáles son las diferencias entre estos Alimentos con Calorías Vacías y los Superalimentos?

Los alimentos con calorías vacías están siempre a mano, se consumen rápidamente y vienen embalados en paquetes cómodos de llevar. Los superalimentos son más difíciles de encontrar, desafían a sus papilas gustativas y tienen su propio embalaje natural. Los embalajes de los alimentos con calorías vacías contaminan nuestro medio ambiente y se acumulan en los basureros. El embalaje de los superalimentos es normalmente comestible o biodegradable. Los alimentos con calorías vacías son a menudo artificiales. Los superalimentos son naturales, normalmente, provienen de la tierra, crecen en un arbusto o cuelgan de un árbol.

Sólo hay dos cosas que sobrevivirían un holocausto nuclear: alimentos con calorías vacías y cucarachas. Los superalimentos se estropearán. Los alimentos con calorías vacías están repletos de conservantes químicos. Los superalimentos tienen antioxidantes naturales y nutrición que le ayudarán a conservar su salud. Los científicos especializados en alimentación crean combinaciones que hacen que los alimentos con calorías vacías sean adictivos, causen una euforia con los azúcares que contienen y luego le dejan caer estrepitosamente. La Madre Naturaleza creó los superalimentos y son naturalmente adictivos debido a lo bien que hacen que le sientas cuando los come. Los superalimentos no son sólo adictivos, sino que también son necesarios. Su cuerpo funcionará y se sentirá mejor si empiezas a reemplazar "alimentos" repletos de calorías vacías con superalimentos.

Los alimentos con calorías vacías destruyen sus sueños. Los superalimentos le darán la energía para perseguirlos.

Las calorías vacías son el enemigo.

Expulse a su enemigo de sus tierras.

Escriba una costumbre relacionada con comer que todavía TIENE que cambiar.

El gran orador motivacional Jim Rohn es famoso por decir "Para que las cosas cambien, USTED TIENE que cambiar. Si no cambia, nada cambiará. SI cambia, TODO cambiará para usted".

Mi vida cambió el día que oí estas palabras, así que ahora le paso el mensaje. No puedo expresar lo mucho que esta frase afectó mi manera de pensar. Cada día que pasa me esfuerzo para mejorar. Cada día que pasa, dejo que los fallos de ayer se vayan y no veo la hora de enfrentarme a los desafíos de hoy. Espero que haga lo mismo. Es un cambio de mentalidad poderoso. Le devuelve el control de su vida. Tengo muchas malas costumbres, pero intento mejorar una a la vez. No siempre lo consigo, pero sigo intentándolo. Espero que usted lo haga también.

La Escala de la Textura™

La Escala de la Textura™ (Preguntas)

Rellene la Escala de la Textura que figura a continuación.

El lado de la izquierda, con el número 1, es la textura más fina, como la del agua. El lado de la derecha de la escala (número 6) es la textura más gruesa, como la del filete de carne. Averigüe qué alimentos componen el resto de la escala. Por ejemplo, para el número 2, ¿qué tiene una textura ligeramente más gruesa que la del agua? Algunos alimentos que puede considerar son: cerdo, pescado, pan, pollo, verduras, batidos y camarones.

1__________2___________3__________4___________5___________6___

Agua Filete

¿Cómo puede ser útil la Escala de la Textura?

¿Qué es lo que la escala *no* nos dice sobre nuestras selecciones de alimentos?

¿Cuál es la relación entre la Escala de la Textura y las Tres Reglas?

***Primera Regla**: Proteínas Primero*

***Segunda Regla**: Llene su bolsa con la comida más nutritiva que pueda la mayoría del tiempo.*

***Tercera Regla**: Puede comer todas las frutas y verduras frescas que quiera, cuando quiera, cuanto quiera.*

¿Dónde colocaría el "pan" en la Escala de la Textura? Es decir, ¿qué número de textura asignaría al pan?

¿Qué es el "Síndrome de la Comida Blanda"?

¿En qué parte de la Escala de la Textura debería comer la mayor parte del tiempo si quisiera perder el máximo de peso corporal y tener la máxima energía?

La Escala de la Textura™ (Respuestas)

Rellene la Escala de la Textura que figura a continuación.

El lado de la izquierda, con el número 1, es la textura más fina, como la del agua. El lado de la derecha de la escala (número 6) es la textura más gruesa, como la del filete de carne. Averigüe qué alimentos componen el resto de la escala. Por ejemplo, para el número 2, ¿qué tiene una textura ligeramente más gruesa que la del agua? Algunos alimentos que puede considerar son: cerdo, pescado, pan, pollo, verduras, batidos y camarones.

1__________2__________3__________4__________5__________6_____

Agua   Filete

Creé la Escala de la Textura para ayudar a mis pacientes de banda gástrica durante su periodo post-operativo. También la uso para ayudarles durante su proceso de ajuste (después de un ajuste, animo a mis pacientes a limitarse a beber líquidos durante un día y luego progresar paulatinamente y comer texturas cada vez más gruesas para comprobar la idoneidad del ajuste). Una vez que comencé a realizar operaciones de manga gástrica, me di cuenta rápidamente de que la Escala de la Textura es una herramienta que resulta ser muy útil para los pacientes de manga gástrica también.

En mis grupos pido a mis pacientes que rellenen la escala. No es siempre intuitivo, especialmente en el caso de pacientes nuevos, pero el hecho de pensar cuidadosamente sobre la textura de los alimentos es útil. Emprendamos este proceso juntos:

¿Qué cree que iría en el espacio número 2?

1__________2__________3__________4__________5__________6_____

Agua   **Alimentos Blandos**   Filete

La mayoría de los pacientes dirán algo como sopa, pudín o batidos. Todas estas respuestas son correctas. Coloco todos estos alimentos en una categoría a la que llamo "Alimentos Blandos". Varios ejemplos más serían: puré de patatas, sopas cremosas, yogurt, habichuelas refritas y verduras que se han cocido demasiado tiempo.

Normalmente estos alimentos son bajos en nutrición pero altos en calorías. Justo después de operarse mis pacientes sólo toman Optifast líquido durante una semana. A lo largo de la segunda semana después de operarse, añaden lentamente alimentos blandos. Sé que algunos programas de intervención quirúrgica mantienen a sus pacientes comiendo alimentos blandos durante semanas e incluso meses, pero no quiero que mis pacientes permanezcan comiendo alimentos blandos durante demasiado tiempo. Animo a mis pacientes a que añadan alimentos lenta y concienzudamente y, en caso de duda, que se apoyen más en Optifast que en alimentos blandos. Optifast y otros batidos tienden a proporcionar una nutrición más equilibrada que los alimentos blandos. Hablaré más sobre los perjuicios de permanecer comiendo alimentos blandos durante demasiado tiempo más adelante.

¿Qué cree que iría en el espacio número 3?

1__________2__________3__________4__________5__________6_____

Agua Alimentos Blandos **Pescado** Filete

El espacio número 3 está reservado para el poderoso Pescado y sus poderosos amigos.

Entre los amigos del Pescado se encuentran las Frutas y Hortalizas Frescas.

Al pescado se le describe a menudo como "escamoso" cuando está bien preparado. Esta textura ligeramente translúcida debería resonar claramente en su mente. Debería recordarte la prima hermana del pescado: la carne firme y dulce de la fruta. Si imagina la blandura de un melocotón maduro o de una pera o de una sandía, coincidirá conmigo en que las texturas del Pescado y de la Fruta son muy similares. Por supuesto, una manzana dura, especialmente con la piel, no da la misma sensación. Manzanas y peras duras tendrían una puntuación más cercana al 3.5. Aquí yace una de las verdades de la Escala de la Textura: es una escala *relativa*. Un pescado que se ha cocinado demasiado puede tener una puntuación mayor que un tres y sopas con muchos cuscurros tendrían una puntuación mucho más alta que un dos. No hay reglas inamovibles. Es el proceso de pensar en las texturas relativas de los alimentos a lo largo de la escala lo que le ayudará a escoger aquellos que complementarán bien su operación.

La mayoría de las hortalizas y verduras frescas también pertenecen a la categoría 3. Por ejemplo, pimientos, pepinos, floretes de brócoli al vapor, tomates y hojas de espinacas. No es el caso del tallo fibroso del apio. Zanahorias cocidas, sí, pero crudas... probablemente no. Concéntrese en los matices de la textura de los alimentos, no en los alimentos propiamente dichos.

¿Qué alimentos corresponden al número 4?

1__________2__________3__________4__________5__________6_____

Agua Alimentos Blandos Pescado **Camarón/Marisco** Filete

El número 4 corresponde a los Camarones y al Marisco.

Esto incluye delicias como las vieiras, langostas, cangrejos y calamares. ¿Por qué los camarones son más gruesos que el pescado? Cuando el pescado se cocina bien se describe como "escamoso" pero camarones cocinados durante demasiado tiempo son "gomosos" o "correosos", y la mayoría de los restaurantes cocinan demasiado los camarones. A menudo, la gente se sorprende al enterarse de que los camarones sólo deberían cocerse durante sólo 6 minutos, aproximadamente. Igual que con el pescado, los camarones deberían cocinarse hasta que se consiga que el centro sea ligeramente translúcido. Incluso su textura será ligeramente más gruesa que la del pescado. Esto puede aplicarse a otro marisco también, como vieiras, langostas y cangrejos. Los calamares tienen una textura ligeramente más firme, lo que les da una puntuación de 4.5 aproximadamente. He pensado a menudo sobre las ostras crudas y la manga gástrica. Diría que no pasaría nada con ostras pequeñas, pero las ostras de la Costa del Golfo de Tejas son tan grandes que temería que no fueran compatibles con la manga gástrica.

Como siempre, ten cuidado con el omnipresente "Plato Especial del Viernes": la Fuente de Marisco Frito. No sólo han torturado marisco fresco para hacer algo poco saludable, sino que la mantequilla enmascara las diferencias en textura de la comida.

¿Cuál sería el número 5?

1__________2__________3__________4__________5__________6____

Agua Alimentos Blandos Pescado Camarón/Marisco **Pollo** Filete
Oscuro Blanco

La Escala de la Textura™ (Respuestas)

El espacio número 5 lo ocupa el favorito de todos aquellos que siguen una dieta: ¡el pollo!

Existen dos clases de carne de pollo: oscura o blanca. ¿Cuál cree que es más fina? ¿Por qué? La carne oscura es más fina porque tiene un contenido ligeramente mayor de grasa y, por lo tanto, es más jugosa. La carne blanca es más gruesa porque es más seca y con un contenido menor en grasa. ¿Cuál de las dos cree que recomiendo a mis pacientes que se han operado para perder peso?

A mis pacientes les digo que, si no lo hacen ya, ¡deberían comenzar a escoger carne OSCURA! Esto puede sorprender a varias de aquellas personas que siguen dietas y que comen pechugas de pollo sin piel ni huesos. Estas son mis razones:

- La mayoría de la grasa del pollo está en la piel, no en la carne.
- La carne oscura compensa su contenido ligeramente más alto en grasa al tener más hierro, el cual es necesario para todas las mujeres jóvenes y muchos del resto de nosotros.
- Después de una operación para perder peso, tendrá que escoger alimentos sanos que no compliquen su vida. Puedo garantizar prácticamente que llegará un momento en el que a un paciente que se haya sometido a una operación para perder peso se le atascará un pedazo de carne blanca de pollo, especialmente si se ha recalentado.

Así que escoja la carne oscura. Si no le gustan las patas o muslos de pollo, le recomiendo que aprenda a que le gusten. Pasa lo mismo que con la col rizada, el brócoli o el tofu. Debería aprender a que le gusten si quiere ser comer carne.

1__________2__________3__________4__________5__________6____

Agua Alimentos Blandos Pescado Camarón/Marisco Pollo **Filete**
Oscuro Blanco **(Filet Mignon)**

Como se indicó anteriormente, el número 6 es Filete. ¡Pero no todos los filetes son iguales!

Si va a comer un filete, debería escoger el mejor corte: Filet Mignon. ¿Por qué? No porque sea más magro sino porque se lo merece.

¡Escoja Filet Mignon porque se lo merece!

Si no le gusta el filet mignon, escoja el mejor corte que le guste, ya sea Porterhouse, T-bone o Tira de Nueva York. ¿Por qué escoger el mejor? Porque no va a comerlo frecuentemente más y cuando lo coma debería disfrutarlo. Un filete típico pesará ocho onzas y probablemente sólo podrá comer una o dos onzas. Las seis restantes pueden comerlas su esposo, sus hijos o sus amigos... ¡también se lo merecen!

Digamos que está en un restaurante muy elegante y que el filete de ocho onzas que ha pedido para cenar cuesta $32. Eso es sólo $4 por onza. Si come dos onzas más varios bocados de la guarnición, su comida costó sólo $8. ¿No se merece $8? ¿No se merece su esposo o sus hijos $24? Esto puede parecer una tontería, pero ya que está gastándose $32, independientemente de lo que coma, ¿por qué no compartir el plato con sus compañeros de cena?

¿Dónde cree que iría el cerdo en la escala?

La respuesta es "depende". El cerdo es una carne roja (independientemente de lo que digan los anunciantes) así que, en teoría, le correspondería el número 6 junto con el filete. Pero el cerdo es muy versátil. ¿Lo cocinaste a fuego lento durante tres horas hasta que se desprendió del hueso? Si es así, sería un 5.5. ¿Dejó su suegra las chuletas de cerdo en el horno demasiado tiempo sin querer y ahora están tan duras como discos de hockey? En ese caso, serían un 6.5 o un 7 o posiblemente no se podrían comer.

La textura de la comida cambia dependiendo de su preparación.

Esto puede aplicarse a la Escala de la Textura completa. Los alimentos enumerados no son estáticos sino que su lugar cambia en la escala dependiendo de su preparación. Un pescado asado a la parrilla a la perfección sería un 3, pero si recalientas el mismo pescado al día siguiente para comer, puede que sea un 4 ó un 4.5. Esos sabrosos camarones que entraban tan fácilmente anoche puede que no lo hagan ahora si los recalienta en el microondas. La mayoría de los alimentos ascienden en la escala de la textura cuando se recalientan, especialmente cuando se recalientan en el microondas, dado que los microondas tienden a extraer los jugos de los alimentos.

Las únicas posibles excepciones son sopas (o cocidos) y carnes que se cocieron a fuego lento y que se recalentaron en su propio caldo. El líquido extra puede mantener las carnes jugosas. Sólo tiene que ser consciente de la textura al comer.

> Cuando estés masticando un pedazo de carne y le parece que es demasiado dura, escúpela.

Este consejo puede ahorrarte una larga noche en la sala de urgencias del hospital y un viaje a la sala de endoscopias para quitar la bola de carne blanda atascada.

¿Cómo puede ser útil la Escala de la Textura?

A pesar de que desarrollé esta escala inicialmente para mis pacientes de banda gástrica, ahora la uso para enseñar a mis pacientes de manga gástrica cómo hacer la transición a comidas más densas correctamente durante su periodo postoperatorio inmediato. Durante las semanas siguientes a la operación de manga gástrica la línea de grapas está curándose y necesita protección de la presión interna. La hinchazón de la manga inmediatamente después de la operación puede ser tan extrema que los pacientes pueden sentir a menudo la diferencia de la textura del agua y de los batidos Optifast. Ese ligero incremento en la textura provoca que los pacientes sientan presión en el pecho. De modo que, piense a menudo en la Escala de la Textura cuando empiece a añadir alimentos a su dieta durante el periodo postoperatorio e incluso bastante después de haberse operado. También puede usar la Escala de la Textura para ayudarle a planear sus comidas en su vida cotidiana. Si sabe que no puede comer un filete todavía probablemente no pueda comer cerdo tampoco. Si sabe que puede comer pescado, probablemente pueda comer una pera para merendar.

Desde un punto de vista general, la Escala de la Textura también indica la calidad de nuestras selecciones de alimentos. Aquellos situados a la izquierda de la escala tienden a tener un valor nutricional más bajo (pudin de plátanos, habichuelas refritas). Los artículos a la derecha de la escala tienen una textura más densa pero también tienen más grasa y, por lo tanto, calorías. Si ha estado comiendo mucho de Hamburger Helper y salchicha de cerdo, los cuales corresponden al lado derecho de la escala, puede deducir que lo que ha elegido para comer no ha sido muy magro y por lo tanto la pérdida de peso no ha sido óptima.

¿Qué es lo que la escala *no* nos dice sobre nuestras selecciones de alimentos?

La Escala de la Textura no da carta blanca a la hora de elegir la comida. Es decir, sólo el hecho de que la carne está en la escala no quiere decir que pueda comer hamburguesas de comida rápida a todas horas. La escala no nos dice nada de la calidad nutricional de los alimentos que eliges para comer. Por ejemplo, no puede decir lo siguiente:

- "Bueno, ya que pude tragarme ese filet mignon, no pasará nada si me como un Taco Bell".
- "Como solo puedo comer comida blanda, voy a batir una chocolatina Snicker's".
- "El queso tiene una textura similar a la fruta, así que voy a merendar queso rallado todos los días".
- "Estoy comiendo pollo, así que seguro que las croquetas de pollo me vendrán bien".

Estas decisiones no serían buenas. La Escala de la Textura le ayudará a considerar los alimentos que va a ingerir y meter en su cuerpo. A diferencia de las "dietas" que restringen lo que puede comer, le estoy ofreciendo la oportunidad de **expandir sus horizontes alimenticios,** de explorar y probar alimentos distintos de culturas diferentes o como dice un famoso anuncio, de "pensar fuera de la caja".

¿Cuál es la relación entre la Escala de la Textura y las Tres Reglas?

***Primera Regla**: Proteínas Primero*

Primero debería intentar encontrar las fuentes más magras de proteínas disponibles, que serán normalmente pescado y habichuelas.

Pregunta: ¿Qué tiene más proteínas? ¿Una onza de pescado, una onza de pollo, una onza de filete o una onza de queso?

Respuesta: ¡Todas tienen aproximadamente la misma cantidad!

Entonces, ¿cuál es la diferencia? **El contenido en grasa.** El pescado tiene la cantidad más pequeña, luego va el pollo, luego la carne y, por último, el queso. Sabemos que la grasa tiene más calorías, por lo que la carne y el queso tienen considerablemente más calorías que el pescado. Así que, como tiene la misma cantidad de proteínas y menos calorías, decide comer pescado más a menudo que carne. Es decir, para comer la misma cantidad de calorías, ¡puede comer una porción MÁS GRANDE de pescado e ingerir MÁS proteínas!

***Segunda Regla**: Llene su bolsa con la comida más nutritiva que pueda la mayoría del tiempo.*

En la escala no hay alimentos "basura" o "patatitas fritas". Pero el hecho de que un alimento aparezca en la lista no quiere decir que pueda comerse. LA MAYORÍA del tiempo, debería llenar su bolsa con alimentos nutritivos. Es decir, mayormente frutas, verduras, hortalizas y pescados frescos.

***Tercera Regla**: Puede comer todas las frutas y verduras frescas que quiera, cuando quiera, cuanto quiera.*

Esta regla le da una libertad que no existe en la mayoría de las dietas. La escala incluye una lista casi interminable de alimentos a elegir.

"¡Pero Dr. Vuong, estoy cansado de comer brócoli, palitos de zanahoria y manzanas!

A lo que contestaría, "¿Ha probado el brocolini? ¿O la mizuna o la col rizada? ¿Qué me dice del cantalupo israelí o caquis o lichis? ¿Sabía que Ambrosía, Piñata y Cameo son sólo tres de las más de 7500 variedades de manzana? ¿Cuántas clases distintas de plátanos o tomates ha probado?" Como ves, las opciones no tienen fin y puede comer tantas de estas frutas y verduras como quiera.

Todo lo contrario de la mayoría de la comida basura, que suele ser siempre la misma pasta basada en maíz y altamente procesada, modelada en formas diferentes e infusa con química distinta para darle el "sabor" que le falta y empaquetada en paquetes distintos.

¿Dónde colocaría el "pan" en la Escala de la Textura? Es decir, ¿qué número de textura asignaría al pan?

La mayoría de los pacientes creen que el pan es un 3 ó un 4 en la Escala de la Textura. Algunos dicen que es un 6 ó un 7 porque se puede expandir y atascarse y por lo tanto debe ser más espeso que el filete.

Mi respuesta es que la pregunta es una trampa: **el pan no está en la escala.** El pan y todos los productos de harina blanca procesada no tienen lugar en la escala. Debería considerarlos mayormente comida basura. Si, puede atascarse, pero también puede tragarse fácilmente. Puede ser como pan blando para bocadillos o crujiente como una tostada. Pero créame cuando le digo que en la América del siglo XXI, ¡el pan no es su amigo para perder peso!

¿Qué es el "Síndrome de la Comida Blanda"?

A los alimentos blandos también se les conoce como "comida deslizante" porque tiende a "tragarse fácilmente". Muchos pacientes sometidos a operaciones para reducir el peso, especialmente pacientes con bandas, creen que es algo bueno pero no lo es. Los alimentos blandos son normalmente altos en calorías pero bajos en nutrición. Le aconsejo ENCARECIDAMENTE que no se acostumbre a comer alimentos blandos, como puré de patatas y pudin, por los siguientes motivos:

- ¿Qué va a ocurrir con su PESO si la mayoría de lo que come son alimentos altos en calorías y bajos en nutrición?
    - Respuesta: se mantendrá o se incrementará
- ¿Cómo va a ser su NIVEL DE ENERGÍA si la mayoría de lo que come son alimentos altos en calorías y bajos en nutrición?
    - Respuesta: Permanecerá bajo y, por lo tanto, se sentirá cansado
- ¿Cómo será su ACTITUD si la mayoría de lo que come son alimentos altos en calorías y bajos en nutrición?
    - Respuesta: ¡No muy amable! ¿Por qué? Porque, "Dr. Vuong, apenas como, no tengo energía y ¡caramba, ni siquiera estoy adelgazando nada!"

Este ciclo de selecciones inadecuadas y resultados inadecuados es lo que llamo el "Síndrome de la Comida Blanda". Debes evitarlo por todos los medios si quiere tener éxito y conseguir adelgazar.

¿En qué parte de la Escala de la Textura debería comer la mayor parte del tiempo si quisiera perder el máximo de peso corporal y tener la máxima energía?

Espero que todo lo que he dicho hasta el momento tenga sentido y pueda averiguar la respuesta. A mis pacientes (y es lo que yo hago también) les enseño a intentar mantenerse entre el 3 y el 4 la MAYORÍA del tiempo, con salidas ocasionales al 5 o al 6 (véase la Guía 21x). La excepción, por supuesto, es el agua. ¡Puede beber tanta agua como quiera!

La carne debería ser una guarnición pequeña.

En el Apéndice B: La Escala de la Textura, lo resumo todo para usted. Puede consultarlo ahora mismo para ver la Escala de la Textura en su versión final.

¿Cómo Sabe Cuando Está Llena?

¿Cómo Sabe Cuando Está Llena? (Preguntas)

¿Cuántas veces al día DEBERÍA comer después de operarse para perder peso y por qué?

Si todavía no se ha operado, ¿cómo cree que se sentirá cuando esté LLENA?

Si ya se ha operado, ¿cómo sabe cuándo está llena?

¿Qué le pasará si ignora su señal de estar "llena"?

Si algo se atasca, ¿qué debería hacer?

¿Qué es lo que NO debería hacer si la comida se atasca?

¿Cuál es la Segunda Regla de Comer con OPP?

¿Cómo Sabe Cuando Está Llena? (Respuestas)

¿Cuántas veces al día DEBERÍA comer después de operarse para perder peso y por qué?

Personalmente, recomiendo que mis pacientes coman al menos **tres comidas pequeñas** al día, de modo que cada comida contenga algo de proteínas (¿se acuerda de la Primera Regla?). También les digo a mis pacientes diabéticos que deberían añadir un pequeño bocado por la tarde para mantener su nivel de azúcar en la sangre y al decir "bocado" no me refiero a chocolatinas, galletas o dulces (¿se acuerda de la Segunda Regla?). Una manzana pequeña, un puñado de moras o un plátano vendrían muy bien (¿se acuerda de la Tercera Regla?). Los alimentos altos en azúcar no mantienen los niveles de azúcar estables, sino que los hacen montar en una montaña rusa (¿se acuerda de que su comida debería trabajar PARA usted?).

Le ofrezco una lección de una paciente de Lap-Band®. Es una persona muy trabajadora y a menudo llega al trabajo temprano. Como la mayoría de los pacientes, nunca desayunó nada. Luego trabajaba mientras que comía y para cuando llegaba a casa tarde al final del día, ¡estaba hambrienta! Por supuesto, luego comía en exceso comidas densas en calorías, como pasta o comida rápida. Después de que le pusimos la Lap-Band nos dijo que la banda no la dejaba satisfecha, que tenía hambre todo el día, etc. Una vez que examinamos sus hábitos alimenticios diarios, notamos que todavía seguía las mismas pautas que antes, pero que ahora, debido a la banda, no podía comer grandes cantidades por la noche y todavía se pasaba el día sin comer. ¡De ahí la sensación de hambre constante! Insistimos en la importancia de comer comidas pequeñas (Segunda Regla – Llene su bolsa). Le dije que bebiera un batido de proteínas cómodo y un plátano pequeño mientras que conducía al trabajo, una comida pequeña para la hora de comer como lentejas y una ensalada y luego cenar cuando llegase a casa. Nos dijo que entendía la importancia de comer correctamente durante el día, pero continuaba poniendo excusas por no poder "encontrar tiempo" debido a su "ritmo de trabajo frenético". (Estoy siempre bastante ocupado, pero todavía tengo tiempo para comer un plátano o comprar una ensalada en la cafetería, incluso si no puedo ir a un restaurante para disfrutar de una comida relajante con amigos). Es el día de hoy que no creo que haya hecho esos cambios y, por lo tanto, no ha tenido tanto éxito como esperaba tener.

Me gusta esta historia porque demuestra varias cosas:
Para empezar, si no cambia su comportamiento obtendrá los mismos resultados que ha obtenido siempre.

Para continuar, tiene que SABER las Tres Reglas.

Por último, tiene que SEGUIR las Tres Reglas.

¡Sólo hay tres! He podido condensar todo lo que tiene que saber en sólo tres reglas, ¡pero al fin y al cabo TIENE que seguirlas!

Si todavía no se ha operado, ¿cómo cree que se sentirá cuando esté LLENA?

Los pacientes que esperan que su operación para perder peso haga milagros, independientemente del tipo de operación, rara vez cambian sus costumbres alimenticias. Ni que decir tiene, estos pacientes a menudo se desilusionan con su poca pérdida de peso, se encuentran atascados en una "altiplanicie de pérdida de peso" (un concepto en el que no creemos en mi consulta) o vuelven a engordar mucho. A pesar de que es cierto que si no consume una cantidad de calorías suficiente el metabolismo de su cuerpo se ralentizará, esta lógica para explicar el fracaso de intentos para perder peso se ha exagerado mucho. La verdad es que la gran mayoría de los pacientes que no están perdiendo peso están comiendo demasiadas calorías vacías. Es muy difícil resistir alimentos densos en calorías si deja que pase demasiado tiempo entre comidas o si no ha cambiado nunca sus selecciones.

Por ejemplo, tengo un paciente que come cualquier cosa de chocolate cuando tiene estrés, ¡cualquiera! Pues bien, en Septiembre del 2008, el huracán Ike pasó justo por encima de mi consulta quirúrgica y casa. La trayectoria de la tormenta en el radar pasó justo por encima de mi sala de estar. Esta paciente era propietaria de viviendas que alquilaba a otros y la tormenta también dañó muchas de ellas. Ni que decir tiene que esta situación produjo mucho estrés y engordó mucho. Pero tuvo el coraje de volver a nuestros grupos de apoyo y habló de haber vuelto a engordar y de su estrés. Dos semanas más tarde, reveló que usaba el chocolate para aliviar el estrés (comía cualquier cosa de chocolate cada noche) pero no podía ver la conexión entre el consumo de calorías vacías y el hecho de volver a engordar. Decía "es sólo UNOS POCOS pedazos de chocolate". Le sugerí que en lugar de comer mucha cantidad del chocolate cualquiera que hubiera encontrado debería convertirse en una experta en chocolate y comer sólo los mejores chocolates. Le dije que había comunidades enteras online y libros sobre chocolates finos. Siguió mi consejo y a la semana siguiente había limitado su consumo de chocolate a sólo una noche y una porción de una barra de chocolate muy cara. ¡Aquella semana adelgazó dos libras! Me encantó el hecho de que pudo encontrar la manera de adaptar su pasión/adicción/técnica de gestión del estrés para conseguir un enfoque mucho más sano. Me hizo aún más feliz el hecho de que le dio todo el crédito de su éxito a poder hablar de ello en el grupo de apoyo.

La mayoría de lo que los pacientes frustrados me cuentan ("Estoy demasiado ocupado", "No tengo tiempo para cocinar o hacer ejercicio", "No puedo tomar tiempo libre del trabajo", etc.) no son más que EXCUSAS. A pesar de que suena mal, es la verdad. No es la persona más ocupada del mundo, sino que no trabaja tan eficazmente como podría o pierde el tiempo con actividades no esenciales. No es la persona más estresada del mundo (¿está más estresada que, digamos, nuestro presidente, delgado y en forma?). No es la peor cocinera del mundo (hay pechugas de pollo marinadas en la tienda que sólo hay que meter en el horno) o no puede hacer ejercicio debido al dolor causado por la artritis (hay muchas maneras de hacer ejercicio que no ponen estrés en las articulaciones). Sólo son excusas que se usan para justificar no tener que cambiar. Hay trucos y técnicas para compensar TODAS estas razones. USTED sólo tiene que decidir que USTED quiere ser más sana y más feliz MÁS de lo que quiere esa galleta o esa hora de televisión y para eso tiene que empezar por cambiar las excusas que se cuenta a usted misma en su mente.

Veamos varios consejos útiles según la comida del día. Recuerde que su objetivo es llenar su bolsa con la comida más nutritiva que pueda la mayor parte del tiempo.

DESAYUNO: Muchos pacientes con Lap-Band se quejan de problemas tragando por las mañanas. Se cree que esto se debe a la mucosa espesa que se acumula durante la noche. Procure aliviar estos síntomas bebiendo una taza de té caliente para descomponer la mucosa. Este problema no es tan común con pacientes de manga gástrica o puente gástrico. De todas maneras, algunos pacientes insisten en que "no pueden desayunar". Siempre les pido que me expliquen exactamente a qué se refieren con "desayunar". Normalmente la respuesta es "No puedo comer tortas de pan con jarabe de arce y tocino y patatas, etc.". Y les contesto "¡Por supuesto que no!". El concepto de una "comida" es diferente después de haberse operado para perder peso. No va a poder volver a comer un desayuno Gran Slam en Denny's.

Pero ¿por qué querrías hacerlo? Es una comida alta en calorías y grasa y baja en nutrición. Es una desgracia que comidas como ésta hayan acabado por representar el desayuno americano cuando hay opciones mucho mejores.

A mis pacientes les recomiendo un desayuno pequeño y sensato, el cual, para mí, normalmente significa un gran vaso de agua y una fruta. Si no pueden hacerlo, les recomiendo que beban un batido alto en proteínas (como Optifast), entendiendo que pasará a través de su bolsa y acabará en el resto de su tracto digestivo y luego (y esto es lo más importante) tienen que llenar su bolsa con algo nutritivo como un yogurt griego, la tercera parte de un plátano o una barra nutritiva. El batido de proteínas hará que ingieran la proteína que necesitan y la comida auténtica les ayudará a controlar su apetito. ¡Y todas estas opciones llevan mucho menos tiempo de preparar y comer que esa pila de tortas de pan!

ALMUERZO: normalmente la ley requiere que su empleador le dé un descanso para comer (30 minutos en la mayoría de los estados). ¡Es su derecho! Uselo para comer en lugar de para hacer recados porque tendrá una importancia vital para poder tener éxito. TIENE que almorzar. Es importantísimo. De verdad creo que el almuerzo es de lejos la comida más importante del día. Si tiene un trabajo en el que no puede disponer de un descanso para comer, asegúrese de tener a mano alimentos sanos y fáciles de comer, como un melocotón, palitos de zanahoria o una ensalada pre-empaquetada y cómelos varias horas después de desayunar. Seguro que dispondrás de varios minutos para comer varios bocados.

¡El almuerzo es la comida más importante del día, no el desayuno!

Prepare su almuerzo la noche anterior si puede y llévelo contigo al trabajo para tener la seguridad de tener una comida nutritiva a mano. Si dice que no tiene tiempo para hacer su almuerzo le preguntaría "¿No se merece los 10 minutos extra que le llevaría?" O puede hacer lo que mi compañera hace: preparar un almuerzo rápido mientras que se hace el café por la mañana. Muchas tiendas de comestibles tienen ensaladas elegantes pre-empaquetadas de cualquier estilo que se pueda imaginar, como una ensalada Santa Fe o una ensalada asiática ¡y normalmente cuestan menos de $5! Si prefieres ir con compañeros de trabajo a almorzar afuera, sugiera ir a un restaurante más saludable. Si no quieren ir, no vaya. O, si va, escoja algo más sano concentrándose en una opción baja en grasa con proteínas magras que tenga en su mayor parte verduras frescas, como una ensalada de espinacas cubierta de camarones a la plancha, salmón o pollo. Busque la sección "ligera y en forma" del menú.

CENA: ¡Aprenda a cocinar comida de verdad! Esto requiere comprar ingredientes frescos, incluyendo verduras, hortalizas, frutas y carnes frescas. Cualquier cosa que prepare será mejor que cualquier cosa que pueda comprar en un restaurante de comida rápida si usa ingredientes frescos. Si todo lo que tiene que hacer es abrir una lata o una caja de cartón y calentarlo en el microondas probablemente no está seleccionando lo mejor. Eso no es cocinar de verdad. Normalmente, las habichuelas refritas en lata no son mejores que las que pueda comer en un restaurante Tex-Mex, las cuales también suelen ser de lata. Si tiene una fecha de caducidad no es fresco (piense como un hombre de las cavernas). No me importa si dice Lean Cuisine® o Healthy Choice® en la caja. ¡Sólo son anuncios! ¡No les haga caso! Empiece por aprender cinco recetas simples con ingredientes frescos. Mire programas de cocina de la televisión, lea revistas o cómprese un libro de cocina en una librería. Ahora me encanta cocinar pero no empecé así. He arruinado muchos comestibles y he tenido que tirar bastantes de ellos para llegar hasta donde estoy. Pero merece la pena y sus primeros intentos no tienen por qué ser elegantes o complicados. No se equivoque: **cocinar fresco es lo mejor**.

Estoy seguro que si se parase a sumar el coste de todas esas latas y cajas de "comida" que ha acumulado en su alacena se sorprendería de lo mucho que le ha gastado. ¿Por qué razón tiene la gente que tener una alacena en la que se puede entrar o un congelador extra para guardar carne? En la América del siglo XXI tenemos acceso rápido a comida. No necesitamos todas esas calorías vacías por ahí "por si acaso". Lo llamo el síndrome del "Por si Acaso". Por si acaso viene gente. Por si acaso llego tarde del trabajo. Por si acaso tengo que cuidar a los nietos. Por si acaso hay guerra nuclear...

No caigas en el Síndrome del "Por si Acaso".

Todos los alimentos pierden la calidad de su sabor natural cuando se almacenan. Para compensar, las compañías fabricantes de alimentos añaden sabores y conservantes, lo cual es una manera elegante de decir cantidades aceptables de química artificial. Así que cuando cocines, compra sólo lo suficiente de los productos más frescos y de la mejor calidad que sean los ingredientes principales de su comida. El resultado sabrá mucho mejor y será mucho más sano.

Si ya se ha operado, ¿cómo sabe cuándo está llena?

En lugar de sentirse llenos en su estómago, la mayoría de los pacientes dicen que sienten una "sensación de presión" justo en la mitad de su pecho. Les confunde el lugar de esta sensación. Les digo que es donde está su banda, donde comience su manga gástrica o donde la bolsa de su puente gástrico empieza. A muchos les sorprende, así que lo explico como sigue: la mayoría de los cirujanos usan un retractor de hígado para acceder la intersección gastroesofágica (GEJ en sus siglas en inglés). Esta es la zona del estómago que todos los cirujanos tienen que examinar independientemente de la operación. Si observa sus cicatrices de la operación, debería tener una arriba en el medio de su pecho, donde las costillas se unen a su esternón. Esta pequeña zona se llama xifoides. Ponga su dedo en esta cicatriz y muévalo una pulgada hacia arriba. Luego imagine una línea que vaya de su dedo a su espalda. Esa línea imaginaria pasaría por su banda gástrica, el comienzo de su manga gástrica o su bolsa gástrica. ¡Sí, su operación se hizo así de alta! Y por eso siente esa sensación de presión en un pecho y no en su cintura como antes.

Después de la operación de cirugía plástica no sentirá el "empacho del Día de Acción de Gracias" nunca más. Antes de operarse, la mayoría de los pacientes esperan sentirse como si hubieran comido un segundo plato de una gran cena de pavo después de cada comida, pero no es así. No va a tener que desabrocharte el cinturón, sentarte en la poltrona y ver el partido de los Cowboys. ¿Pero por qué quiere sentirse así después de cada comida? Lo comparo con cómo sería si usted, una persona ocupada y estresada, imaginase lo maravilloso que sería quedarte en la cama todo el día. Pero como he tenido que cuidar a gente que estaba siempre en la cama por necesidad, el estar siempre en la cama cansa rápidamente. ¡Imagino que sentir ese hartazgo después de cada comida cansaría aún más rápido! En vez de eso, sus comidas deberían dejarte satisfecho y con energía.

Algunos pacientes se quejan de dolor en la espalda o entre sus omoplatos después de comer demasiado una vez que se han operado. El lugar de esta molestia está, como antes, cercano a donde la operación tuvo lugar. Tengo un paciente para el que un pequeño eructo es la señal de que debe dejar de comer. Tengo varios pacientes de banda gástrica a los que les da el hipo, lo cual probablemente se debe a la irritación de los músculos del diafragma cuando su bolsa está llena. Mis pacientes de manga sienten la mayoría de las veces una sensación de presión o tirantez. Este tipo de señales pueden ayudar a pacientes recién operados a darse cuenta de cuándo están llenos.

A pesar de que estas señales resultan ser útiles, no todo el mundo las siente. No se desilusione si no tiene una señal o no la ha reconocido todavía. Es mucho más importante reconocer la sensación de SACIEDAD. No está mal sentirse satisfecho (es lo que Mick Jagger ha estado persiguiendo todos estos años). Deje de comer cuando esté satisfecha, no cuando esté llena. Para muchos pacientes esto es lo más difícil, ya que muchos de ellos no saben lo que significa sentirse satisfecho. Si come comidas regulares, no tiene por qué llenarse porque comerá de nuevo dentro de varias horas. Comer demasiado es a menudo una manera de compensar por dejar pasar demasiado tiempo entre comidas. En lugar de comer para evitar tener una sensación de hambre más adelante, pruebe a preocuparse nada más que de sentirse satisfecha ahora. Habrá comida de sobra más tarde cuando se sienta hambrienta de nuevo.

Desde que escribí mi último libro, hay una postura sobre la cual me he hecho más dogmático:

No es natural estar lleno.

Es natural tener hambre.

Pero los americanos SIEMPRE quieren sentirse llenos y NUNCA quieren tener hambre. Si se para a pensar, es la promesa de todas las dietas que hay por ahí. "Si sigues nuestra dieta (toma nuestra pastilla, espolvorea nuestro polvo, bebe nuestro batido) se sentirá llena más rápido y no tendrá hambre entre comidas" o algo así. Créame, esas dietas no funcionarán a largo plazo y probablemente le haya dado cuenta si ha probado varias de ellas. La razón es porque es natural que nuestros cuerpos se sientan hambrientos (es nuestra forma de saber que es la hora de alimentarnos) y no es natural que nos sintamos llenos a todas horas (la comida escaseaba cuando estábamos evolucionando). Teníamos que cazar y recolectar nuestra comida. Comíamos ingredientes frescos proporcionados por la Madre Naturaleza. Observe que usé la frase "hora de alimentarnos" en lugar de "hora de comer". Es más importante que su cuerpo esté nutrido que lleno para su funcionamiento en general. Hablaré de este importante concepto con más detalle más adelante en la sección titulada "La Verdad sobre el Hambre".

¿Qué le pasará si ignora su señal de estar "llena"?

Es lo que Clubber Lang, también conocido como Mr. T, le dijo al periodista en Rocky III: "Dolor". Sentirá un DOLOR SEVERO EN SU PECHO, como si le estuviera dando un ataque al corazón. Y no hay mucho que pueda hacer al respecto. A continuación le enumero las experiencias típicas después de que alimentos se hayan atascado dependiendo del tipo de operación:

- Banda Gástrica – Encuentro casos de comida atascada más a menudo con pacientes operados de banda gástrica que con otros procedimientos porque la banda gástrica, por la razón que sea, es más "temperamental". Su temperamento puede deberse a la forma en la que el cirujano colocó la banda, el tamaño de la misma, el cuidado postoperatorio y el comportamiento del paciente. Pero estos episodios deberían ser pocos y poco frecuentes, siempre y cuando se mantenga bien ajustado. Sin embargo, si nunca vuelve para un ajuste (o desajuste), el fluido en la banda saldrá muy lentamente a lo largo de los años y el resultado será como si nunca le hubieras operado.
- Manga Gástrica – Si come demasiado con la manga gástrica, le apuesto lo que quiera a que no lo hará otra vez. He observado que la manga es muy compatible con las actividades sociales cotidianas normales. Sólo a uno de mis pacientes de manga gástrica se le ha atascado comida en varias ocasiones, normalmente inmediatamente después del periodo postoperatorio a medida que el paciente iba haciendo la transición entre comidas de textura distinta. El alimento atascado normalmente pasará por sí solo pero a veces volverá a subir.
- Puente Gástrico – La mayoría de las veces la comida que se atasca en pacientes con Puente Gástrico es carne que se ha masticado bien y convertido en una bola blanda gigante. Ya no me sorprende cuando un paciente me dice que sólo fue un bocado y cuando hago lo extraigo veo que es una bola blanda de carne de gran tamaño.

A veces, cuando un paciente no está presente, su familiar o amigo me dicen la frecuencia con la que la comida vuelve a subir. Esto es normal con mis pacientes adoptados pero nunca ha pasado con mis pacientes originales. Espero que sea una señal de que nuestro programa de responsabilidad educacional preoperatoria está funcionando.

Si algo se atasca, ¿qué debería hacer?

La mayoría de los pacientes dicen que sólo hay que esperar. Normalmente pasará de dos a cinco minutos más tarde. Mientras que esperan, levantarse y caminar puede ayudar a que la comida pase más rápido. Algunos sitios web sobre Lap-Band mencionan Eructos Productivos o "EPs", donde eructas la partícula de comida y normalmente la acompaña una película babosa. Para mí no es más que una forma fina de decir "vomitar sin arcadas". Esta situación es menos común con la manga o el puente gástricos.

A mis pacientes les enseño a que no caigan nunca en esta situación en primer lugar. Para ello pueden dar mordiscos pequeños, masticar concienzudamente, con calma y dejando de comer cuando estén satisfechos. Creo que esto casi nunca ocurre con frutas y verduras frescas y la mayoría de las veces ocurre con carne, lo cual es una de las razones por las que animo a mis pacientes a cambiarse a una dieta vegetariana con pescado. De cualquier modo, esto es no es más que una anécdota, ya que no sé de ningún estudio que haya examinado este problema.

Una vez que el pedazo de comida haya pasado, no debe comer otro bocado de este plato. No lo guarde e intente cenarlo más tarde, no está preparado para comerlo. Al menos, vuelva a bajar a la siguiente textura inferior. Por ejemplo, si el pollo le dio problemas, vuelva a comer pescado, que es más fácil de masticar. Si la carne roja fue la culpable y lo pasó particularmente mal, en su lugar consideraría mantenerme a base de líquidos durante una temporada. Déle a su cuerpo dos o tres días antes de intentarlo de nuevo. Si se atasca por segunda vez, evítelo absolutamente y resígnese al hecho de que quizás no pueda volver a comer esa comida durante mucho tiempo. La razón por la cual tiene que volver a comer alimentos líquidos o blandos es porque la bolsa se inflamará temporalmente, como cuando golpea su pulgar con un martillo. **¿Le daría un golpe otra vez a su pulgar inflamado?** No, por supuesto que no. Así que no coma de nuevo hasta que la hinchazón baje. No hay manera de predecir exactamente cuánto tiempo tardará porque depende de lo atascada que estuvo la comida, cuánto hace que le operó y a qué tipo de operación le sometiste. Empiece con líquidos, progresa paulatinamente a alimentos blandos y luego verduras blandas a lo largo de varios días, no durante varias comidas.

Tampoco debe mezclar su comida. Un paciente con buenas intenciones me dijo que se le había atascado arroz. Cuando explicó lo que había comido, dijo que había preparado una comida al estilo asiático con carne de ternera cortada fina, brócoli y arroz y que cuando comió el arroz tuvo problemas. Le pregunté "¿Así que comió una cosa a la vez? ¿Comió el brócoli, esperó, luego comió la carne, esperó y luego comió el arroz y le dio problemas?" Se dio cuenta de su error y dijo "No, puse un poco de cada cosa en el tenedor y lo comí".

Esto es problemático debido a un par de razones. Lo primero, no sabe qué alimento es el culpable. ¿Fue el arroz, como creía él? ¿O fue el brócoli o la carne? Como lo mezcló todo junto no hay forma de estar seguro. Lo segundo, si pudo poner un poco de cada en el tenedor, ¡tuvo que haber comido un gran bocado! Esto fue probablemente un lapsus volviendo a sus viejas costumbres. Es difícil deshacerse de viejos hábitos, pero es importante cambiarlos para evitar este tipo de problemas.

El consumo en exceso de alcohol es otra causa frecuente de que comida se quede atascada. Hay pacientes que beben una copa de más, se alegran demasiado, olvidan sus técnicas y comen un bocado demasiado grande o no se dan cuenta de las señales que les dicen que han comido suficiente. La comida se atasca y tienen un accidente de comida. Esto se podría evitar fácilmente si hace una cosa bien sencilla: no beba alcohol hasta que no haya comido todo lo que iba a comer.

¿Qué es lo que NO debería hacer si la comida se atasca?

Si la comida se atasca, lo hará normalmente en el esófago, que es el tubo largo que conecta la boca con el estómago. Imagíneselo como el desagüe del fregadero de la cocina. Si algo se atasca, NO BEBAS AGUA, esperando que lo fuerce a bajar. Igual que su desagüe atascado, sólo volverá a subir y le dará aún más problemas. En vez de eso, levántese, camina y espera a que pase. Luego no coma esa comida otra vez hasta que pasen por lo menos varios días.

¿Cuál es la Segunda Regla de Comer con OPP?

Llene su bolsa con la comida más nutritiva que pueda la mayor parte del tiempo.

Comidas Sociales con la Manga Gástrica

Comidas Sociales con la Manga Gástrica (Preguntas)

¿Cuál es la Primera Regla de Comer con la Manga Gástrica?

Escriba una situación social en la que esta regla deba aplicarse.

¿Qué cambiará cuando pida comida después de haberse operado de manga gástrica?

¿Y qué me dice de beber antes y durante la cena?

¿Qué problema o problemas hay con las bebidas alcohólicas?

¿Cuál es una de las posibles estrategias para mantener el curso si decide comer excesivamente en una fiesta que se avecina?

¿Quiere aprender a cocinar o aprender a cocinar de nuevo?

Recuerde, si hace lo que ha hecho siempre, obtendrá lo que siempre ha obtenido. Así que cuando sea la hora de relacionarse con otros, ¿qué es lo que se va a comprometer a cambiar?

Comidas Sociales con la Manga Gástrica (Respuestas)

¿Cuál es la Primera Regla de Comer con la Manga Gástrica?

Todos a la vez: "¡Proteínas Primero!"

Escriba una situación social en la que esta regla deba aplicarse.

Esta es una pregunta importante que debe ponderarse cuidadosamente. Mucha gente puede recitar reglas de memoria fácilmente y algunos dicen que saben todo lo que SE SUPONE que tienen que hacer pero pocos pueden cumplir esas reglas consistentemente en realidad. No creo que sea porque sean incapaces de entender las reglas sino porque nunca se les enseñó cómo usarlas en la vida real. Si quiere ser un paciente de manga gástrica feliz tiene que saber cómo hacer que su manga funcione en situaciones sociales. Le proveeré con varias situaciones en las que esta regla debe aplicarse. No pretendo que esta lista sea completa ni mucho menos. Espero que una vez que la domine pueda añadir sus propios ejemplos y compartirlos con otros colegas operados para perder peso.

Ya mencioné cómo se aplica esta regla en un restaurante y algunas estrategias para cumplirla. No coma nada hasta que llegue su plato principal. O no coma la ensalada gratis (ya que la mayoría de las ensaladas de aperitivos que sirven en los restaurantes no son saludables) o pide que le la sirvan con su plato principal. No coma nada de la cesta del pan. No coma nada de las patatitas con salsa. Esta regla también viene bien para aquellos que no se han operado para perder peso pero tienen problemas controlando su peso, porque es fácil ingerir cientos de calorías antes de que llegue el plato principal.

En una fiesta, esta regla diría que debería evitar los entremeses que se ofrecen a los asistentes. Ya que es muy difícil de hacer cuando se tiene hambre, procura comer antes de ir a la fiesta o a un evento que tenga un buffet. ¿Y qué debería comer antes de ir? ¡Proteínas! Come un bocadillo de pechuga de pollo o un pedazo de pescado. Si ya ha comido, probablemente pueda resistir los entremeses o probar una muestra pequeña y no sentir la tentación de llenarte con delicias altas en calorías. Otro truco es tener un vaso en la mano (de agua con gas, por ejemplo). Así no se sentirá mal mientras que los demás tienen un plato y además hará que sea difícil mantenerlo todo en equilibrio si le tienta probar algo. Y recuerde que con la manga no debería comer y beber demasiado seguido (compruebe la Pregunta Número 4 a continuación). No cometa el error de "ahorrar" sus calorías para una fiesta. No sólo acabará comiendo muchas más calorías (y probablemente calorías vacías) de las que debiera, sino que se arriesgará a que la comida se atasque. ¡Sería algo que no le gustaría que ocurriera en una sala llena de gente!

Por supuesto, si la gente no sabe por qué de pronto no está comiendo mucho, puede que le inviten a comer más de lo que quisiera o debiera. Ya sea en un restaurante, en una comida de negocios o en una reunión familiar, puede decirles que se ha operado ¡o insistir educadamente que está intentando hacer selecciones sanas y que su moderación no debería interpretarse como un insulto!

¿Qué cambiará cuando pida comida después de haberse operado de manga gástrica?

Cuando hago esta pregunta a los pacientes que se han operado para perder peso, la mayoría dicen que ahora piden su comida de la porción de entremeses del menú, que piden que metan la mitad de su plato principal en una caja incluso antes de servirlo o que compartirán la comida de su pareja o de su amigo. A pesar de que todas ellas son buenas respuestas hay dos cosas más que quiero que mis pacientes tengan presente (y usted también) sobre la vida después de operarse para perder peso.

No pasa nada si se tira comida a la basura. No tiene que acabar con todo lo que hay en el plato. Perdónese a usted mismo por romper esta ley familiar americana tan fundamental. Después de operarse, debería ser imposible que pudiera comer toda la comida que hay en un plato típico de una vez. Digo "debería" porque siempre hay formas de conseguir cualquier cosa. A muchos de nosotros nos criaron con la norma de que no podíamos ir a jugar hasta que no acabáramos todo lo que había en el plato. ¡Ahora puede sentir el efecto liberador de dejar algo de comida en el plato e ir a hacer otra cosa!

Esto también puede hacerse cuando vayas a comer a un restaurante. Deje que el camarero se lleve la comida. No pida una caja para llevar. He visto a gente llevar las patatitas y la salsa porque "sería una pena que se perdieran y además, son gratis". Puede que sea gratis en la factura del restaurante, pero si sigue comiendo esa comida con calorías vacías, lo pagará de otra forma. Lo pagará con tobillos hinchados, fallo cardíaco, insuficiencia renal, piel grasienta, etc. ¡y, por supuesto, con las facturas de la farmacia y del médico!

Tiene que probar tipos diferentes de comida. A menudo repito el dicho "Si hace lo que siempre ha hecho, obtendrá lo que siempre ha obtenido". Ya que está intentando cambiar su salud, tiene que cambiar sus costumbres. ¡No tiene por qué ser una experiencia terrible, de hecho puede ser divertida! Hay un surtido y variedad de comida tan abundante en este país... pero, desgraciadamente, puedo contar con los dedos de una mano lo que la mayoría de la gente que me pide ayuda come diariamente. Normalmente van a los mismos tres o cuatro restaurantes y piden las mismas tres o cuatro cosas. A mi modo de ver, no es una forma interesante de comer.

¡Nos encanta la comida en nuestra consulta y queremos que nuestros pacientes aprendan a amar la comida de nuevo también! A menudo llevo una fruta o verdura poco común a mis grupos educativos semanales. Empiezo haciendo que se la pasen unos a otros y les pido que adivinen lo que es. La mayoría de las veces no lo saben. Cuando les digo lo que es, como una chirimoya, me preguntan "Dr. V., ¿dónde compró esa fruta?" Se sorprenden bastante cuando les digo que la compré en el comercio de comestibles local al otro lado de la calle. A veces llevo hierbas y verduras distintas durante varias semanas consecutivas. Luego, en la tercera o cuarta semana, les llevo un plato que hice con esos ingredientes para que lo prueben. Por ejemplo, una vez les llevé una berenjena, luego tofu y luego albahaca tailandesa. La última semana les llevé uno de mis platos asiáticos favoritos, en el que destacan todos esos ingredientes.

¡Usted también puede hacerlo! Dedica algo de tiempo a investigar en Internet y a ver buenos vídeos de cocina en YouTube. Visita varias tiendas de comestibles o compra en un mercado de granjeros local para conseguir productos frescos. Pide consejo a los comerciantes sobre qué debería probar y los matices del sabor. A la gente le encanta ayudar si le da la ocasión de hacerlo. **No desperdicie la oportunidad de aprender algo nuevo**. Salga de su rutina de comer y comprar y experimente con sabores nuevos al menos un par de veces a la semana. ¿Por qué es importante? No sólo proveerá a su cuerpo con una vasta variedad de vitaminas y minerales de gran importancia sino que también cambiará su relación con la comida.

¡La comida no es el enemigo!

...sino una fuente de nutrición y placer.

¿Y qué me dice de beber antes y durante la cena?

La mayoría de los pacientes conocen la regla "No Beber 30 Minutos Antes ó 30 Minutos Después de Comer", pero muchos de ellos no se paran a pensar cómo se puede aplicar en situaciones sociales. Permítame que explique el origen de esta regla tan conocida. La creó el Dr. Paul O'Brien, uno de los grandes pioneros de Lap-Band en Australia. ¡Me dijo que solía pedir a sus pacientes que no bebieran una hora antes y una hora después de comer! También les dijo que era bueno beber un vaso de vino tinto, porque como todos sabemos, el vino debe beberse con las comidas para complementar los sabores de los platos. Los pacientes se quejaban de que estas dos reglas los confundían: una decía que no podían beber durante dos horas y la otra decía que debían beber vino para mejorar la comida. Así que el Dr. O'Brien buscó un término medio y creó la regla de los 30 minutos. Como puede ver, es bastante arbitraria, pero está basada en buenas intenciones.

La lógica detrás de esta regla es que el líquido empujará la comida a través de su banda más rápido y por lo tanto contrarrestará los efectos de la Lap-Band o de cualquier procedimiento para perder peso, el cual es hacer que comida de verdad permanezca en su bolsa y cree una sensación de saciedad. De todas formas, no estoy seguro de que esta "regla" se haya comprobado nunca, a pesar de que algunos pacientes están convencidos de que funciona. Dejaré que su experiencia personal dicte lo eficaz que es en su caso, pero si prefiere no correr el riesgo de comer demasiado no tiene más que cumplir con ella.

Para mí no tiene mucho sentido ya que los líquidos deberían pasar siempre a través de su bolsa para perder peso (ya sea un puente gástrico, una manga gástrica o una banda) en menos de dos minutos. Si es cierto, el líquido que beba ANTES de cenar no debería permanecer en la bolsa diluyendo su comida. Espero que ese líquido sea agua y no calorías vacías, como soda. Pero, como he indicado, algunos pacientes cumplen con esta regla y dicen que les da un gran resultado.

¿Qué problema o problemas hay con las bebidas alcohólicas?

Como he dicho anteriormente, una margarita normal puede contener 600 calorías que no son particularmente buenas, sino calorías vacías que no le proporcionan nutriente alguno. Aparte de las calorías, hay muchas otras trampas.

En muchas situaciones sociales donde se sirven bebidas alcohólicas también se sirven bocados que no son ideales. Por ejemplo, un domingo de Super Bowl típico.

Piensa en todas esas tentadoras comidas para comer con la mano, hamburguesas, patatitas fritas, salsas, dulces, chocolatinas, etc. Todas esas cosas pueden ser desastrosas para alguien que esté intentando comer sano. El alcohol también reduce nuestra precaución y es mucho más probable que dejemos de tener cuidado después de haber bebido un par de cervezas. La mayoría de nosotros puede recordar una experiencia personal en la que el alcohol nos hizo comportarnos de manera más libertina de lo normal y cuando la gente a nuestro alrededor está comiendo y bebiendo es mucho más difícil resistir. No estoy sugiriendo que nunca vuelva a beber una bebida alcohólica ni asista a una fiesta de Super Bowl. Sólo estoy haciendo hincapié en la importancia de entender las decisiones que toma y si se prepara para enfrentarse a las consecuencias de esas decisiones tendrá muchas más posibilidades de tener éxito y perder peso a largo plazo.

He tenido pacientes de manga gástrica que me cuentan que se intoxican más rápido después de la operación (un paciente que solía poder beber siete u ocho cervezas pasó a sentirse ligeramente intoxicado después de solo una y media). No estoy seguro del motivo, pero parece que a los pacientes no les importa y ¡algunos creen que es un efecto secundario positivo! No echan de menos las calorías extra y todavía pueden beber de vez en cuando.

¿Cuál es una de las posibles estrategias para mantener el curso si decide comer excesivamente en una fiesta que se avecina?

Fíjese en la construcción de la pregunta: usted *decide* que va a pasarlo bien. Es decir, es su decisión, porque **es usted el que controla la situación**. Las situaciones sociales son parte de la vida cotidiana. Ni es sano ni realista pensar que la clave para tener éxito siguiendo una dieta es evitar todas las fiestas. Siempre habrá celebraciones y debería tomar parte en las festividades de graduaciones, aniversarios, fiestas populares, bodas, reuniones, bar mitzvahs, quinceañeras, etc. Sólo tiene que entender las decisiones que hace en esas ocasiones. Hablo de esto en la sección titulada "La Excepción de los 21 Días".

Esto es lo importante: si va a DECIDIR pasarlo bien en esa ocasión, es esencial que compense por esas calorías de más no sólo un día o dos o incluso tres antes, ¡sino la SEMANA ENTERA! Esta es la directriz que damos a nuestros pacientes. Insisto en esto no porque sea un déspota cruel sino por la proporción realista del gasto de calorías comparado con la abundancia y densidad de calorías vacías disponibles en las fiestas (hablaremos más de esto más tarde). Haga las porciones un poco más pequeñas, aumente la ingestión de verduras y añada varios minutos a su paseo matutino. Se pueden encontrar fácilmente maneras de ahorrar un par de cientos de calorías todos los días y tras cinco días o así debería poder disfrutar de la comida en la fiesta. Pero el tomar estas decisiones de antemano también hará que esa segunda porción de tarta sea menos tentadora porque será más consciente de lo que hay en ella. Sea realista sobre si decide comer en exceso o no. Comer excesivamente debe ser una decisión consciente y no un impulso momentáneo. El pensar sobre las dificultades potenciales que pueda encontrar a lo largo de su viaje para perder peso y planear de antemano le ayudará a permanecer en el camino adecuado, pero requiere reflexión y honestidad.

¿Quiere aprender a cocinar o aprender a cocinar de nuevo?

¿Por qué le hago (o le desafío con) una pregunta que parece tan simple a primera vista? Sencillamente, cualquier cosa que prepare fresca a partir de ingredientes frescos es mejor que cualquier cosa que compre en un restaurante o saque de una lata o de una caja o del pasillo de los alimentos congelados... Sí, incluso si esa caja o comida dice "Magro", "¡Sin Azúcar!", "¡Sin Grasa!" o "Nuevo y Mejorado". Tómese un momento para pensar en lo que tienen que poner en esos "alimentos" procesados para que no caduquen hasta dentro de varias semanas, meses e incluso años en algunos casos. ¡Algunos de ellos durarán más que yo! ¿Es eso COMIDA AUTÉNTICA? ¿Es eso lo que quiere poner de verdad en el único cuerpo que tiene? **¿Por qué ponemos gasolina de alto octanaje o aceite de gran calidad en nuestros coches y damos a nuestros cuerpos el combustible más barato y de la peor calidad que podemos encontrar?**

La mayoría de los restaurantes no preparan la comida allí mismo. Los platos de sus menús se envían normalmente al restaurante en grandes bolsas de productos procesados y congelados que luego se ensamblan en la cocina. Para mí esto no es comida auténtica y no hay duda de que no es cocinar de verdad. Además, acabará pagando mucho más por ello a largo plazo, ya sea con su cartera o con su salud.

Cuando les pregunto a mis pacientes cuál es el beneficio más grande de cocinar, normalmente responden diciendo que pueden controlar los ingredientes que van en el plato. Por ejemplo, uno puede usar leche desnatada en lugar de crema pesada. A pesar de ser cierto, no es el mayor beneficio.

El beneficio más grande de cocinar sus propias comidas es que… usted puede controlar el tamaño de su porción.

El tamaño de la porción afecta su ingestión de calorías mucho más que la selección de ingredientes, como sustituyendo aceite de oliva con un pedazo de mantequilla. Usar ingredientes frescos es importante, pero no le dará los mismos resultados que reducir el tamaño de la porción. Cuando cocina sus propias comidas, debería preparar lo suficiente para que usted y su familia puedan comer sin dejar sobras. Ese es mi objetivo para mi familia cuando cocino yo. ¿Cómo? Compre sólo los ingredientes justos para la porción del tamaño adecuado para cada persona. Por ejemplo, cuando cocino judías verdes, pongo un puñado para mí, otro para Melissa y otro pequeño para nuestra hija, Kizzie. Si decide hacer pasta, haz lo suficiente para una porción para cada persona. Hacerlo así es mucho mejor que saber que tiene la opción de un "Cuenco de Pasta sin Fin". Una porción de fetuchini Alfredo es ya bastante malo, dos es horrible y una cadena sin fin no se puede ni pensar.

Además, si está cocinando su propia comida, ¿qué probabilidades hay de que vaya a hornear palitos de pan sin fin también? ¿Y una ensalada sin fin con salsa pesada? ¿Y un par de guarniciones sin fin? ¿Y qué dice el camarero antes de traerle la factura? "¿Puedo tentaros con el postre?" ¿Qué posibilidades hay de que hornees una tarta de chocolate de tres capas un martes por la noche? La gran mayoría de la gente no cocinaría así en un martes por la noche típico, pero hay muchos restaurantes que le ofrecerán esto en cualquier día de la semana y casi a cualquier hora.

Si ya sabe cómo cocinar y prepara ya todas sus comidas, tómese el tiempo necesario para examinar las técnicas que usa en la cocina. No puede asumir que está cocinando sano porque esté preparando brócoli al vapor pero luego lo cubre con una salsa de queso espesa o si el tocino es su ingrediente principal. El éxito o fracaso de la mayoría de mis pacientes que saben cocinar acaba dependiendo del tamaño de la ración y de si repiten. Practica comiendo en un plato más pequeño y usa una cuchara y un tenedor para niños, al menos al principio, hasta que comer dando bocados pequeños se convierta en algo natural. Si come dando bocados pequeños le forzarás a comer más despacio, lo que significa que le sentirá lleno después de haber ingerido menos comida.

Después de aprender a controlar el tamaño de la porción, aprenda a usar los mejores ingredientes.

Los grandes chefs hablan a menudo de la importancia de usar los mejores ingredientes, pero mucha gente se queja de que son demasiado caros. También yo tuve que enfrentarme a este dilema cuando empecé a trabajar como cirujano residente. Así fue como me las arreglé. Primero empecé gastando una cantidad razonable de dinero en artículos importantes para la alacena, como un buen aceite de oliva, vinagre de vino de arroz orgánico y sal Kosher, artículos que duran mucho tiempo. Luego pasé a comprar cantidades pequeñas de ingredientes de calidad de vida útil limitada para cada comida, como verduras orgánicas, granos y carnes orgánicas cuando las había, pero sólo compré lo suficiente para una o dos comidas. Esto mantuvo los precios asequibles mientras que aprendía a controlar los tamaños de las porciones. Sí, a veces tenía que pagar más al peso, pero en general ahorré dinero porque no estaba tirando demasiada comida estropeada y no estaba comiendo en restaurantes a menudo. También aprendí recetas complementarias que usaban ingredientes similares para poder estar seguro de no tener que tirar producto alguno. Por ejemplo, si compraba guisantes, cocinaba tofu con guisantes aquella noche y pollo, guisantes y sofrito de zanahorias un par de días después. Por último, aprendí recetas para aprovechar cualquier sobra que me pudiera quedar. Tirar un puñado de cosas de la nevera por encima de fideos sofritos es un método asiático popular para usar sobras y verduras que van perdiendo su frescura pero preparar gumbo, cocidos y sopas tiene el mismo propósito. Si usa este método, el **coste nunca debería ser una excusa para no cocinar de manera sana.**

Cocinar es una manera ideal de crear recuerdos duraderos y significativos con su familia. Haga que sus niños participen. No sólo les enseñará habilidades nuevas, sino que les inculcará un aprecio por la nutrición que damos a nuestros cuerpos. ¿No se le ocurre cómo? Aquí tiene varios consejos:

- Haga que sus niños le ayuden con preparativos apropiados para su edad, como pelar judías verdes o enrollar limas, lavar hojas de lechuga o remover. A mi hija le encanta usar el centrifugador para la ensalada.
- Haga que le ayuden a recoger y limpiar. Las tareas de transferencia y apilado que ocurren cuando ponen las cosas en su sitio desarrollan habilidades motrices vitales. ¡También les enseña a ser limpios y ordenados!
- Llévelos contigo a comprar a un mercado de agricultores al aire libre para que vean todos los ingredientes frescos y su procedencia. Un paciente me dijo una vez que no sabía que las habichuelas venían de la tierra. Nunca se había preocupado por ello y se sorprendió bastante cuando las vio creciendo en las

huertas de los pacientes de mi consulta. ¡A lo mejor descubren una fruta u hortaliza juntos!

- Reconecte con la Madre Naturaleza construyendo y atendiendo una huerta de hierbas o unas pocas hortalizas. Es una oportunidad inestimable para enseñar a sus hijos cosas sobre la naturaleza y los ciclos ecológicos. Mi hija ha estado escarbando para encontrar lombrices y ha estado jugando con bichos de la huerta conmigo desde que tenía 18 meses de edad. Nunca la han mordido ni picado ni se ha hecho daño. Ahora siente curiosidad por todo en este mundo, por cualquier cosa de su vida cotidiana y no puedo dejar de pensar que su curiosidad se formó durante sus juegos en la huerta con papá.

Antes de que digas, "No sé nada de ciencia", "Me dan asco los bichos", o "No puedo___, no puedo ____, no puedo ____," hágase la siguiente pregunta: "**¿Qué estaría dispuesta a hacer para que mi hija no tuviera las mismas dificultades para controlar su peso que tuve yo?"**

Además, podría ser divertido aprender algo nuevo y tener una excusa para salir afuera un poco más. ¡No tiene que hacerlo todo a la vez, pero intente hacer algo!

Recuerde, si hace lo que ha hecho siempre, obtendrá lo que siempre ha obtenido. Así que cuando sea la hora de relacionarse con otros, ¿qué es lo que se va a comprometer a cambiar?

Así fue como planteé la pregunta en mi primer libro. Ahora creo que la pregunta sería más precisa de la siguiente manera: "Si hace lo que siempre ha hecho, ¡obtendrá incluso menos!" Esto se debe a que los beneficios son mucho peores hoy en día: los alimentos tienen más calorías, la nutrición es peor, las porciones son más grandes, la publicidad es más omnipresente. Le aseguro que obtendrá mucho, mucho menos si sigue haciendo lo que siempre ha hecho. Esta es una de las razones por las que adelgazar es mucho más difícil a medida que uno se va haciendo mayor. Además, las expectativas de la sociedad son mucho más exigentes ahora. La gente exige mucho más, espera mucho más, quiere tanto más de usted que si sigue haciendo las mismas cosas de la misma manera cada vez tendrá menos beneficios.

¿Cómo se puede corregir esta situación?

Debe cambiar lo que ha hecho siempre.

No hay vuelta de hoja. Es como ser financieramente responsable: tiene que gastar menos de lo que gana. No hay otra manera si quiere ser más rico. Lo mismo ocurre con el adelgazamiento: tiene que cambiar lo que ha hecho siempre.

¡No espere, hágalo ahora! ¡Escríbalo y comprométase a empezar algo nuevo! Empiece con un cambio pequeño. Le ofrezco un consejo sencillo para hacer un cambio que pueda mantener: no abandone algo, sino que AÑADA algo nuevo. Añada algo de ejercicio (caminar), añada un poco de verduras, añada un poco de tiempo de cocinar en familia. Cuanto más añada menos tiempo tendrá para dedicarlo a costumbres viejas y malas.

¿Cuál Es Mi Peso Feliz?

¿Cuál es Mi Peso Feliz? (Preguntas)

¿Qué significa "IMC Ideal"? ¿Qué significa "Peso Feliz? ¿En qué se distinguen?

Si ya lo ha decidido, ¿cuál es su Peso Feliz?

¿Cómo llegó a su número u objetivo de Peso Feliz?

Escriba tres cosas que puede hacer para conseguir su Peso Feliz.

¿Qué actividad hará con sus amigos o familia que no sean comidas sociales?

¿Conoce a alguien que le ponga las cosas difíciles para alcanzar su Peso Feliz? Si es así, ¿qué puede hacer para que esta persona le apoye más?

¿Qué cambiará ahora mismo para ser más feliz?

¿Cuál es la Tercera Regla de Comer con la Operación para Perder Peso?

¿Cuál Es Mi Peso Feliz? (Respuestas)

¿Qué significa "IMC Ideal"? ¿Qué significa "Peso Feliz? ¿En qué se distinguen?

Decir "Peso de más porque peso 250 libras" no significa mucho. Hay una diferencia significativa entre una mujer que mide 5 pies de altura y pesa 250 libras y un hombre que mide 6 pies y 2 pulgadas de alto, pesa 250 libras y juega de linebacker en fútbol americano. El IMC o Indice de Masa Corporal (BMI en sus siglas en inglés) es un término médico que tiene en cuenta la altura y se aproxima al peso ideal de una persona. Se considera que un IMC ideal está entre 19 y 25. Si es mayor que 25 se le considera una señal de tener sobrepeso. No es una medida perfecta pero es un buen punto de partida. La mayoría de ustedes ya conocen su IMC pero en caso de que no lo sepan hay muchas calculadoras de IMC en Internet.

El IMC no es una medida perfecta de salud y forma física ni mucho menos, pero proporciona una indicación aproximada de la clase de problemas de salud que puede tener una persona. ¿Por qué no es perfecto? Hay otras cualidades que no tiene en cuenta, como por ejemplo:

Esqueletos. Algunas personas tienen esqueletos más grandes que otras. Puede que haya oído decir a alguien "Es que tenemos los huesos grandes". A pesar de que hay una ligera diferencia del tamaño de algunos huesos importantes entre varios grupos étnicos, creo que le damos demasiada importancia. También me he encontrado con que muchos pacientes se han descrito a sí mismos incorrectamente de esta manera durante años.

Proporción Músculo - Grasa. El músculo magro quema calorías de manera mucho más eficiente que el graso. El músculo magro da ese aspecto que nuestra sociedad reconoce como hermoso. Cuando somos jóvenes y activos desarrollamos cierta cantidad de músculo magro, dependiendo de nuestro nivel de actividad (por ejemplo, bailarines y jugadores de fútbol), pero a medida que nos hacemos mayores o más sedentarios, lo perdemos. Simplemente estando sentados en una silla, si dos personas pesan lo mismo, la persona magra quemará más calorías que la que tiene una cantidad excesiva de grasa. Los científicos creen ahora que una vez que su cuerpo crea una célula de grasa, nunca desaparece. Cuando pierde peso, agota la grasa que está almacenada en las células de grasa, pero las células de grasa propiamente dichas quedan donde estaban y simplemente esperan a recibir grasa de nuevo cuando abandone su dieta. Es decir, puede perder células musculares pero nunca podrá perder células de grasa. **¡Así que les digo a mis pacientes que su objetivo no es perder peso sino ganar músculo magro!**

Edad. El IMC no le pregunta su edad. Es un gran factor en nuestro peso y salud. A medida que nos hacemos mayores perdemos masa muscular. Adivine qué es lo que la reemplaza... ¡Eso es, GRASA! Si toma a una mujer de 25 años de edad con un IMC de 40 y vuela en el tiempo hasta que se convierta en una mujer de 55 años con el mismo IMC, verá que la forma de su cuerpo es muy diferente, a pesar de que su IMC es el mismo. Esto se debe mayormente a la pérdida de su masa muscular y el correspondiente incremento en grasa. Su IMC de 40 a los 55 es mucho más perjudicial para su salud que el mismo IMC era cuando tenía 25 años porque la proporción relativa de las células de grasa respecto a las células musculares es más alta.

Género. El IMC no tiene en cuenta si es hombre o mujer. Normalmente, los hombres pueden perder peso mucho más rápida y fácilmente que las mujeres. Si se ha puesto a dieta alguna vez con su marido (o con su mujer si es un hombre) ¡sabrá a lo que me refiero! Lo más probable es que se deba al hecho de que los hombres tienen normalmente más masa muscular magra y son más activos físicamente en su rutina diaria.

Su Peso Feliz, por otra parte, es el peso en el que no tiene dificultades con su relación con la comida. Tiene buen aspecto, se siente bien y tiene una vida social divertida. Está segura de sí misma, activa y está disfrutando de la vida. Podría tener un IMC por debajo de 25 o no. Sólo depende de USTED, de SU camino particular y donde SE encuentra en este momento en SU vida. No sé dónde se encuentra en su camino actualmente, pero si está contemplando comenzarlo e intentar perder "las últimas 10 libras" o volver a ganar el peso que ya ha perdido, deje de leer este libro ahora mismo. Dedique varios minutos a pensar en la siguiente frase: **Todo lo que tiene en su vida ahora mismo es el resultado de las decisiones que ha tomado y que está tomando en la actualidad**. Si está volviendo a engordar después de haberse operado para perder peso es por las decisiones que está haciendo a la hora de comer. Si ha perdido mucho peso y parece que no puede deshacerse de esas últimas 10 libras, podría ser porque la vergüenza le está impidiendo encontrar la manera de eliminar el exceso de piel con cirugía plástica. Si parece que no puede emprender su camino para conseguir una vida nueva y más sana puede ser porque el dolor de su situación actual no es lo bastante grande para animarle a actuar de manera diferente. Piense honestamente en las decisiones que le están manteniendo en su situación actual y cuáles de ellas está dispuesta a cambiar.

Su Peso Feliz cambia, especialmente después de su operación para perder peso, dependiendo de lo que quiera de su vida y su salud y, lo que es más importante, de lo que quiera HACER con su vida. De modo que piense en su Peso Feliz a menudo.

Si ya lo ha decidido, ¿cuál es su Peso Feliz?

No pasa nada si no ha decidido su Peso Feliz todavía, sobre todo al principio de su camino para perder peso. Lo importante es que empiece a pensar en su nueva vida y en cómo será. Algunos de mis pacientes no escogen un número. En su lugar, escogen otros objetivos que se puedan medir, como la talla de la ropa, cambio en la medicación o resistencia al caminar. Por ejemplo, mis pacientes recién operados pueden decir "quiero poder ponerme un vestido cuya talla sea sólo un dígito", "quiero dejar de tomar mi medicación para la tensión arterial" o "quiero ser capaz de hacer la compra caminando"... ¡Son objetivos muy buenos para planteárselos!

¿Cómo llegó a su número u objetivo de Peso Feliz?

Esta es una pregunta muy importante. Si la dejó en blanco, vuelva y contéstela ahora. Tiene que entender las motivaciones que hay detrás de las decisiones que toma. ¿Qué le impulsó a dar la respuesta que dio? Cómo llegó a su Peso Feliz es tan importante como el Peso Feliz propiamente dicho. Si escribe que es lo que ha leído que pesa un actor de Hollywood, probablemente tenga que pensar algo más en lo que le haría feliz. Una motivación que surja de sus deseos personales le ayudará a sobrellevar tiempos difíciles, pero una que provenga de un ideal de Hollywood puede ser desalentadora y poco realista.

Cuando los pacientes dicen algo como "quiero pesar 185 libras" les pregunto "¿Cómo llegó a ese número?". Normalmente responden con "Bueno, eso era lo que pesaba cuando estaba en el último año del instituto y jugaba en el equipo de fútbol" o animadora o lo que sea. Es importante de que se dé cuenta de que su cuerpo ha cambiado, de modo que incluso si llegara a alcanzar ese peso probablemente no tendrá el mismo aspecto que tenía entonces. Su masa de músculo magro es diferente. La elasticidad de su piel será diferente. Si fuma, todos esos años fumando tendrán un efecto en el color y textura de su cara. Si ahora tiene tres hijos o está empezando con su propio negocio, el estrés correspondiente se hará notar en las bolsas debajo de los ojos. Establezca objetivos nuevos basados en su vida actual. Probablemente no vuelva a ser una estrella del equipo de fútbol de nuevo, pero podría divertirte jugando en un equipo de la oficina o con sus hijos.

Escriba tres cosas que puede hacer para conseguir su Peso Feliz.

Esto debería ser fácil. Hay muchos recursos disponibles que pueden servirle de ayuda. Pruebe a consultar libros, la Internet, boletines electrónicos, etc. El sitio web http://www.WLSchannel.com es el primer canal de Internet dedicado completamente al cuidado de pacientes que se han sometido a intervenciones quirúrgicas para perder peso. VerticalSleeveTalk.com es un sitio social donde puede conocer y participar en blogs con otros pacientes. Hay muchos grupos de operaciones para perder peso en Facebook, incluyendo el mío. Esto sólo es una pequeña muestra de los muchos recursos que tiene a su disposición para ayudarle a empezar y a mantenerte motivada.

A continuación le ofrezco varias ideas sobre cómo alcanzar su Peso Feliz:

- **Busque el apoyo de sus amigos más íntimos y de su familia**. El apoyo lo es todo en la pérdida de peso porque las interacciones sociales son muy importantes para la felicidad cotidiana. La gente con la que pasa el tiempo le puede ayudar a conseguir sus objetivos o le puede atraer de nuevo a costumbres antiguas. Conseguir que le ayuden con su nuevo estilo de vida es esencial para tener éxito.

- **Añade actividad extra y sencilla en el trabajo**. En lugar de llamar a su compañero de trabajo, camine hasta su mesa para darle el mensaje. En lugar de hacer rodar la silla, levántese y ande. Levántese cuando hable por teléfono. Ofrézcase para ir a recoger formularios a otro edificio. Sin añadir mucho tiempo o esfuerzo puede incrementar el consumo de calorías en al menos 100 al día. Muchos estudios han demostrado que la gente que está constantemente moviéndose (dando golpecitos o moviéndose en sus sillas) tienden a pesar menos. Los movimientos pequeños acaban acumulándose.

- **Reduzca su consumo de alcohol**. Si está acostumbrada a tomar tragos regularmente, dejar de beber completamente puede ser difícil. En vez de eso, pruebe a reducir un poco cada semana. El alcohol no sólo tiene muchas calorías de por sí sino que también nos hace tomar malas decisiones.

- **Aprenda a cocinar comida de verdad o cambie su manera de cocinar.** Recuerde, cualquier cosa que cocine usted a partir de ingredientes de verdad es mejor que cualquier cosa que pueda comprar que venga ya preparada, incluso si pone "Weight Watchers" en la caja.

- **Comience una rutina de ejercicios fácil y conveniente.** ¡La conveniencia es muy importante porque reduce el número de excusas que se le puedan ocurrir para evitar hacer ejercicio!

- **Cambie la rutina al conducir** para evitar viejas tentaciones como las tiendas de donuts y restaurantes de comida rápida. Tenía un paciente que solía parar en McDonald's para comprar patatas fritas cada día al volver a casa del trabajo. Si se parece a usted, no conduzca cerca del McDonald's. Si se siente cansada o estresada será difícil resistir volver a su antigua rutina.

- **Sea feliz.** Si está disfrutando de su vida y de la gente con quien pasa el tiempo conseguirá sus objetivos más fácilmente. De hecho, este es el mensaje principal que intentamos hacer llegar a nuestros pacientes:

Busque la Felicidad, no la Delgadez.

Una técnica que he comprobado que conduce al éxito para cualquier cosa que quiera en la vida, no sólo para perder peso, es escribir un objetivo GRANDE, escoger una fecha para conseguir ese objetivo y luego dividirlo en incrementos más pequeños. Digamos que pesas 100 libras de más y quiere perderlas en 12 meses. ¡Sale a sólo 8.3 libras al mes, aproximadamente 2 libras a la semana o 0.3 libras al día! Puede conseguir esos objetivos más pequeños tomando decisiones pequeñas cada día: no coma la tarta de queso a la hora de comer, beba agua en lugar de Mountain Dews, escoja el pescado a la plancha en lugar del Pollo Alfredo con tanta grasa o coma un plátano para desayunar en lugar de Pop Tarts. Pero la CLAVE es que tiene que hacer esto durante un año, no sólo durante un día. ¡El objetivo que se marcó era para 12 MESES, no 12 DIAS! Está donde está debido a varios años (o toda una vida) de malas costumbres. Siempre me sorprendo cuando la gente abandona su nuevo estilo de vida sano sólo después de unas pocas semanas.

Lo más importante para tener éxito en cualquier cosa es la perseverancia.

Thomas Edison dijo, "El éxito es 10% inspiración y 90% transpiración". ¡Así que no se rinda!

¿Qué actividad hará con sus amigos o familia que no sean comidas sociales?

Las reuniones sociales son una parte integral de la vida, pero ¿por qué hacemos que todas se centren en comida? El mundo tiene muchas más cosas que ver y que sentir. Si vive en la ciudad las opciones que no tienen que ver con comida no tienen fin prácticamente. Pruebe a visitar museos, zoos, planetarios, sitios históricos, edificios antiguos, monumentos, etc. Vaya a ver obras de teatro o lecturas de libros. Llame a su Cámara de Comercio local si no se le ocurre nada. Unase a grupos con intereses similares. Hay grupos para caminar, para ponerse en forma, para ir de excursiones, para ir a museos... ¡hay toda clase de grupos! Puede encontrarlos en sitios como www.meetup.com. Hay clases comunitarias de acuarelas, literatura, baile, aprecio de películas, horticultura, de casi todo lo que posiblemente pudiera querer aprender. Si no vive en una ciudad, no se desanime. También hay muchas de las mismas oportunidades en pueblos pequeños, sólo tiene que buscarlas o empezarlas usted mismo. Y probablemente tenga más espacios abiertos para jugar a Frisbee o para observar pájaros.

Un reportaje que oí en la radio sugería que la verdadera causa de la obesidad en América es nuestra desconexión con la naturaleza. Creo que tienen algo de razón. Planee juegos al aire libre, juegue a la pelota, da un paseo por el vecindario después de cenar, organiza un torneo de fútbol con la familia o prueba a hacer excursiones para pasear o para pescar. Plante una huerta familiar y haz que sea obligatorio usar algo de la misma si cualquiera quiere hacer una reunión familiar en la que habrá comida. Estos sólo son varios consejos, pero si tiene más sugerencias no dude en compartirlas conmigo en mi página de Facebook.

¿Conoce a alguien que le ponga las cosas difíciles para alcanzar su Peso Feliz? Si es así, ¿qué puede hacer para que esta persona le apoye más?

Es importante saber quién es la gente que le apoya y cómo decirles lo que necesita, así que tómese esta pregunta en serio. Puede darle miedo ya que implica que alguien cercano a usted puede estar socavando, consciente o inconscientemente, sus esfuerzos para perder peso. Puede considerarse afortunada si sólo se le ocurre una persona. Muchos de mis pacientes tienen varias.

Tiene que hacer balance honestamente de aquellos más cercanos a usted. Recuerde el viejo dicho "Obras son amores, que no buenas razones". Así que independientemente de lo que puedan decir, es importante determinar si sus acciones se corresponden con sus palabras. Si alguien le dice que está contento de verla intentar llevar una vida más sana pero luego le trae a casa su postre favorito y lo come delante de usted ¡no le está ayudando!

También tiene que determinar si hay algo que estés haciendo que contribuya al comportamiento de esta persona. ¿Está facilitando el hecho de que se comporte de esa manera? Si quiere que le apoye más tiene que decirle lo que espera de él, qué tipo de apoyo necesita, qué le pediría que hiciera o que no hiciera, qué tipo de palabras amables o críticas resultan ser útiles, etc. En el fondo esta persona le quiere y quiere que tenga éxito pero tiene que decirle cómo puede apoyarle porque nadie puede leer su mente.

Y si termina por determinar que esta persona no le quiere realmente o no quiere que tenga éxito, tiene que decidir si merece la pena mantenerla en su vida. Por eso esta pregunta da tanto miedo.

Usted es la media de sus cinco relaciones más íntimas.

Si sus cinco amigos más íntimos tienen sobrepeso, lo más probable es que usted también lo tenga. Si siempre están a dieta, probablemente usted también. Si sus cinco relaciones más íntimas gastan más que ganan, parece que no pueden ahorrar dinero y viven al día, de una paga a la siguiente, lo más probable es que usted esté haciendo lo mismo, incluso si gana más dinero o tiene un "trabajo mejor". Si sus cinco amigos más íntimos se han divorciado, tienen problemas para encontrar la felicidad en el matrimonio o tienen un montón de drama en su casa, lo más probable es que usted también. No pasa nada si quiere mantener sus relaciones actuales tal y como están, pero permítame que le diga que tiene que salir y buscar gente mejor para que le sirvan de modelos a emular y para que ejerzan su influencia sobre usted.

¿Qué cambiará ahora mismo para ser más feliz?

Pregúntese a sí misma: "¿Qué es lo que me hará realmente feliz?" Puede ser tan complejo como "Encontrar un trabajo nuevo que me guste de verdad" o tan simple como "Poder caminar sin que me duelan las rodillas". ¡Esto es una Llamada a la Acción! No se conforme con pensarlo. ¡Hazlo! ¿No ha esperado bastante ya? ¿No está cansada de estar sentada en la banda, esperando, mientras que la vida va transcurriendo delante de usted? Diga estas dos sencillas palabras:

¡BASTA YA!

¿Cuál es la Tercera Regla de Comer con la Operación para Perder Peso?

La Regla de Kizzie: puede comer todas las frutas y verduras frescas que quiera, a cualquier hora que quiera, tantas como quiera.

Reenfoque Su Enfoque

Reenfoque Su Enfoque (Preguntas)

¿Cuáles eran sus pautas para comer antes de la operación para perder peso?

¿Cómo eran las relaciones familiares antes de su operación para perder peso?

¿Cómo era el trabajo antes de su operación para perder peso?

¿Qué hacía los fines de semana antes de la operación para perder peso?

¿Qué hacían en familia? Diga una actividad que hicieron juntos.

Nombre una organización benéfica a la que le gustaría ofrecerse como voluntario y por qué.

Escriba la primera frase del día de hoy en su diario.

¿Mantiene al día un diario de comida?

Diga una cosa que es diferente en su vida desde que se operó.

¿Qué cosa relacionada con su vida cambiará ahora mismo?

Reenfoque Su Enfoque (Respuestas)

¿Cuáles eran sus pautas para comer antes de la operación para perder peso?

Sea sincera. Es esencial que sea sincera a la hora de responder a esta pregunta. Es importante enfrentarse a los comportamientos que nos llevaron a donde estamos porque es la única manera de cambiarlos. A veces nos falla la memoria. A veces no podemos enfrentarnos a la verdad de nuestro mal comportamiento y las decisiones que tomamos en el pasado, de modo que encontramos otras razones para explicar nuestros fracasos. Permítame que le diga que no está sola. Para que pueda encontrar algo de coraje, le cuento algunas cosas que mis pacientes me han dicho:

- Comer periódicamente medio galón entero de helado de una vez durante temporadas estresantes, en cuyo caso quería decir todas las noches.
- Comer fuera todas las comidas siete días a la semana, porque sí.
- Parar a comprar comida rápida a medianoche volviendo a casa de un turno de noche.
- Beber 10 Diet Cokes® al día (recuerda que el consumo de soda de dieta o light está vinculado a la obesidad aunque las sodas propiamente dichas no contengan calorías).
- Comer un tonel entero de gumbo.
- Esconder chocolatinas por toda la casa para que su familia no las pueda encontrar.
- Comprar una pizza grande por separado y comerla en el coche antes de llevar una pizza a casa para la cena de su familia.
- Despertar y comer tarta de limón a las 2 de la madrugada.
- Ir al menos seis veces al día a Starbucks a comprar un latte "desnatado".
- A pesar de comer varios platos en un buffet chino, comprar una caja para llevar y comerlo más tarde aquella misma noche.

Recuerde, son nuestras PEQUEÑAS DECISIONES DE TODOS LOS DIAS las que nos llevan al éxito en la vida. De modo que considera algunas de las buenas decisiones que ha estado haciendo, como comer fruta fresca todos los días, probar recetas nuevas, escoger agua en lugar de té dulce o no dejar que haya patatitas fritas en casa. Si está leyendo este libro, es consciente de que ha tomado malas decisiones, pero estoy seguro de que también las ha tomado buenas. Tan importante como reconocer lo que hay que cambiar es reforzar las costumbres sanas que ya tenemos.

¿Cómo eran las relaciones familiares antes de su operación para perder peso?

Aquí tiene varias preguntas en las que pensar:

- ¿Qué papel ha jugado su familia en sus dificultades actuales con su peso? ¿Desde cuándo han ejercido esta influencia?
- ¿Eras la niña "regordeta" o la "flaca"?
- ¿Qué actitudes tenían sus padres sobre la comida y las cenas familiares?
- ¿Qué actitudes tenían sus padres sobre su apariencia física? ¿Cómo afectaron a la imagen que tiene de su cuerpo?
- ¿Cuál es el recuerdo más entrañable relacionado con su familia? ¿Tiene que ver con comida?

Dedique algo de tiempo a pensar detenidamente en estas preguntas. Puede que le sorprendan algunas de las respuestas que se le ocurren. La mayoría de las veces, sus recuerdos no tendrán nada que ver con comida e incluso si lo tuvieran sería en un segundo plano supeditado a la gente en sí. Cuando reflexione sobre esos buenos recuerdos, espero que se dé cuenta de que lo importante es la FAMILIA, no la COMIDA. Sin embargo, reconocer el papel que su familia juega en su peso puede ayudarle a ser proactivo. ¿Va a ir a una cena familiar y todo el mundo asume que repetirá el plato? Pues bien, anuncie su plan de antemano y pídales que le ayuden a cumplirlo. ¿Ha sentido que su papel en su familia fue siempre el de la hermana más gorda y que no había nada que hacer al respecto? Pues bien, dígale a su familia que no le gusta ese papel y que quiere cambiarlo.

> No se sienta atrapada en una dinámica familiar
> sobre la cual no tiene control alguno.

Asuma el control y lleve a cabo esos cambios que le ayudarán a tener éxito.

¿Cómo era el trabajo antes de su operación para perder peso?

Reconózcalo. Nos pasamos entre 8 y 16 horas al día (quizás más) en el trabajo, por lo tanto el trabajo juega un gran papel en nuestros esfuerzos para perder peso. Una vez, durante mi residencia, estuve trabajando 40 horas seguidas en el hospital. ¡El número medio de horas que un estadounidense trabaja durante toda una semana! Y la comida típica en un hospital no es muy sana, así que entiendo perfectamente las dificultades y riesgos que nuestros trabajos suponen para nuestra salud. Mucha gente depende de salarios regulares para pagar sus gastos, pero si el entorno de su trabajo perjudica su salud tiene que considerar si merece la pena. O si hay otra cosa que pueda hacer, ya sea en su trabajo actual o en otro, para que su entorno laboral sea más sano. Hay muchas compañías ahora que ofrecen incentivos a sus trabajadores para perder peso y permanecer más sanos. Pregúntese a sí misma: ¿Por qué no he participado en el programa de salud de mi trabajo? ¿Debería crear un grupo para caminar a la hora de comer? ¿Por qué no sé dónde están las escaleras? ¿Qué alternativas hay a los bufets y sitios de comida rápida a los que vamos normalmente? ¿Hay un compañero de trabajo con buenas intenciones que trae donuts al trabajo cada lunes? Quizás los productos horneados deberían estar en un sitio menos accesible en la oficina. Si está tanto tiempo trabajando, ¿no debería tomar medidas para hacerlo más sano? Y si no lo hace usted, ¿quién lo hará?

Tengo un paciente que trabajó como responsable para enviar primeros auxilios en el centro de llamadas local del 911. Cuando la conocí por primera vez, incluso antes de que me lo dijera ella, sentí que su trabajo contribuía mucho a sus problemas de peso. Dijo que su trabajo respondiendo a llamadas de gente envuelta en accidentes de coches, incendios en sus casas o crímenes graves como robos que están sucediendo en ese mismo momento era "extremadamente estresante". Además, a menudo se llevaba el estrés del trabajo a casa. Y lo que es peor todavía, las condiciones del trabajo afectaban las actitudes de todos de modo que ni siquiera le gustaban mucho sus compañeros. En lugar de ser una unidad familiar en la que el personal se apoyaba entre sí, se peleaban mucho. Respondió a todo este estrés comiendo comidas reconfortantes cuando volvía a casa. Estaba seguro de que si no cambiaba su entorno laboral de alguna manera sus posibilidades de tener éxito se verían gravemente reducidas. ¡Se podrá imaginar mi sonrisa cuando acudió a un grupo una semana y anunció que había encontrado un trabajo nuevo! Su cara estaba iluminada como una mañana de Navidad. ¡Y sí, ha tenido mucho éxito con sus objetivos para perder peso y es mucho más feliz con los objetivos que se ha marcado para su vida también!

¿Qué hacía los fines de semana antes de la operación para perder peso?

Nuestro "tiempo libre" sólo es eso (tiempo libre). ¿Pero a qué lo dedica? ¿Lo desperdicia durmiendo hasta el mediodía y luego se pregunta por qué no puede dormir por la noche y por qué está tan cansada el lunes por la mañana? ¿O se levanta antes de que salga el sol para poder acabar todas las "cosas" que tiene que hacer o que ha prometido a otros que haría? Sea como fuere, hágase esta pregunta:

¿Estoy haciendo realmente que mi vida sea la que quiero vivir?

¿O está dejando que pase delante de usted? ¿Quiere cambiar esta situación? Durante la mayoría de los fines de semana realizo actividades relacionadas con mi familia, con mis pacientes o con mi profesión, pero a menudo tengo la sensación de que podría haber hecho más. A pesar de que es el domingo de la Super Bowl, estoy dedicando el tiempo a escribir esto, pero sé que mañana pensaré que me hubiera gustado escribir un poco más, plantar otro paquete de semillas, leer otro capítulo de un buen libro y llevar a mi hija al museo de arte. Imagino que es mejor que sentir que no he hecho nada en absoluto. Un logro para mí no significa haber hecho la colada sino desarrollar mi nueva "Gran Idea", ir con pacientes y personal de la clínica a un paseo de 5K o plantar en mi huerta familiar con mi hija. Estas son cosas que no siempre puedo hacer durante la semana y hacen que mis fines de semana sean satisfactorios y dignos de recordar.

Cuando a la gente le preguntan "¿Cuál es su recurso más valioso?", la mayoría responde con algo como el dinero, la inteligencia o la persistencia, pero la respuesta correcta es "el tiempo".

Su recurso más valioso es el TIEMPO.

Y lo desperdiciamos todos los días. Todos nosotros, ya seamos un conserje o el Presidente de los Estados Unidos, sólo tenemos 24 horas al día. Comprométase ahora mismo a no desperdiciarlas. Apague la televisión. Cuelgue el teléfono. Deje de jugar a Farmville, Candy Crush o juegos online. Haga algo productivo que le acerque a sus objetivos. Hoy. Ahora mismo. O si no, dentro de un año estará exactamente en el mismo sitio o incluso en un sitio un poco peor.

¿Qué hacían en familia? Diga una actividad que hicieron juntos.

Lo importante es darse cuenta de que lo valioso es la INTERACCION FAMILIAR. ¿Dedicó el tiempo a crear recuerdos duraderos o estaba demasiado ocupado en la cocina, llevando y trayendo a los niños o comprando más zapatos para darse cuenta de que había perdido esas oportunidades de crear recuerdos? ¿Qué cambiará de ahora en adelante? Muchos recuerdos familiares maravillosos tienen que ver con hacer algo juntos, sólo la familia. Cuando uno pregunta a personas adultas qué recuerdan de su niñez, la mayoría no se acordarán de las actividades en concreto o detalles particulares sobre las ocasiones sino si sus padres estaban presentes o no: "siempre vinieron a verme a mis competiciones de natación", "me hubiera gustado que mi madre pasara más tiempo con nosotros en la sala de estar y menos en la cocina", "me acuerdo del día que mi padre me llevó a su trabajo". Haga ahora esos mismos recuerdos con la gente a su alrededor, la gente importante a la que considera su familia de verdad.

Nombre una organización benéfica a la que le gustaría ofrecerle como voluntario y por qué.

Creo en las organizaciones benéficas. He asociado mi consulta con muchas de ellas. Mis pacientes, mi personal y nuestras familias participan regularmente en la recaudación de fondos y en caminatas para el beneficio de organizaciones benéficas. En Houston, mis dos asociaciones más importantes eran con la Fundación Copo de Nieve (Snowdrop Foundation), que cuida a niños con cáncer y con el Proyecto del Guerrero Herido (Wounded Warrior Project), una organización internacional que ayuda a veteranos de guerra estadounidenses que sufrieron heridas en el campo de batalla. Estaba en la junta directiva de D'Feet Cáncer de Mama, una organización que proporciona mamografías gratuitas y cuidado de cáncer de mama a mujeres pobres. Mi consulta y mis pacientes también se prestaron voluntarios para la Fundación de la Bahía de Galveston para recoger basura y plantar césped. Pero, ¿por qué saco esto a relucir?

Creo que para que pueda mantener su peso a largo plazo es importantísimo ver el mundo desde un punto de vista más amplio. A menudo, muchas personas que tienen dificultades con su peso se concentran demasiado en sí mismas. Pueden dudar de sí mismas y poco a poco se aíslan socialmente. Pueden menospreciarse a sí mismas o permitir que otros lo hagan y los sentimientos negativos causados por esta situación refuerzan sus malas costumbres. A su vez, estas malas costumbres agravan la situación aún más y les resulta muy difícil ver más allá de sus propios problemas con el peso. Puede ser muy difícil salir de este ciclo, pero es esencial para tener éxito. Se puede conseguir a menudo estableciendo lazos significativos con otros y observando las dificultades por las que pasan y cómo las superan.

Considerar un ámbito más amplio le ayudará a poner sus propios problemas con el peso en perspectiva. Cuando conoce a un niño que superó el cáncer o a un veterano de guerra amputado ayudando a preparar las mesas, pensará "puede que lo mío no sea tan malo después de todo...". Y luego espero que se dé cuenta de lo afortunada que es en lugar de pensar en lo que le falta y comience a tener pensamientos positivos que vayan acumulando su efecto en lugar de pensamientos negativos que le roben la energía. Una vez que los problemas para perder peso no parezcan tan difíciles verá todas las maneras en las que puede conseguir fuerzas para hacerse más sana y más vibrante. No diga que no tiene tiempo. Nadie le dirá que hay algo más importante que debe hacer en vez de servir comidas en un comedor de beneficencia durante dos horas o hacer manualidades con niños en el hospital. No diga que no puede porque tiene niños pequeños. A mi hija le encantaba "ayudar" a plantar hierbas del pantano cuando tenía uno, dos y tres años de edad y tenemos amigos que acogen temporalmente animales pequeños mientras que se están recuperando de heridas hasta que alguien pueda adoptarlos. No diga que no puede porque no tiene energía. Este tipo de actividades le DARÁN energía, no se la quitarán. Cualquiera que sea la excusa, hay una solución.

¡Creo profundamente que donar su tiempo y energía a una organización benéfica le ayudará a deshacerse de esa sensación de aislamiento y volverá a llenar su espíritu agotado de vida y vigor renovados! Creo sinceramente en este viejo dicho:

Sea lo que sea lo que des, recibirás diez veces más.

Ya lo he visto en mi propia vida. Emigré a los Estados Unidos cuando era un niño pequeño con mi padre. Pasamos meses en un campo para refugiados en Tailandia y luego una iglesia nos patrocinó para venir a América. Nos bajamos del avión en Houston sin nada excepto la ropa que llevábamos puesta. Ni siquiera teníamos a dónde ir. Sólo a través de la generosidad del gobierno local pudimos pasar la noche y por medio de la generosidad de una iglesia local pudimos echar raíces. Vivimos en un armario durante seis meses. He llegado hasta donde estoy hoy en la vida, en cada paso del camino, en gran medida gracias a la generosidad de otros y no lo he olvidado. Muchos años después, cuando estaba en la Universidad Rice, encontré los papeles que me dieron cuando entré en la Autoridad Portuaria. En esos papeles venía la dirección de la gente que me había "patrocinado" y ¡resultó que vivían en la misma calle donde vivía yo en aquel entonces! ¡Vaya casualidad! Pero se habían mudado y nunca pude conocer la familia cuyo simple acto de generosidad cambió mi vida para siempre. ¿No es curiosa la vida?

¿A qué organización le gustaría donar su tiempo? ¿Qué vida podría cambiar? El dinero siempre viene bien, pero he aprendido que lo que más necesitan estas organizaciones es su tiempo. Es una situación en la que ganan todos. Ellos necesitan su tiempo, usted tiene tiempo que donar y por lo menos saldrá de casa y hará algo de ejercicio. Si le parece que no tiene tiempo, haga que sea una actividad familiar o encuentre algo que pueda hacer durante la hora de la comida. Hay muchas organizaciones que le necesitan y seguro que hay una que despertará su interés y le vendrá bien con el tiempo del que puede disponer. No deje pasar esta oportunidad. Al final tendrá la sensación de que ha mejorado un poco el mundo.

Escriba la primera frase del día de hoy en su diario.

No se avergüence, esto no es el "Querido Diario" de las chicas adolescentes. Es importante tener un diario. Escriba lo que hizo, cómo se sentía cuando lo hizo y por qué cree que lo hizo. Su diario es donde puede escribir sus pensamientos y emociones sin preocuparse de que nadie le juzgue. Llevo casi siempre conmigo a donde quiera que voy un diario y lo uso para apuntar ideas. ¡He aprendido a no confiar en mi memoria! Me he dado cuenta de que me olvido rápidamente de mis ideas si no las escribo. Cuando empecé a llevar mi diario conmigo a reuniones me preocupaba lo que otros pudieran pensar, pero ahora no. La administración del hospital se ha acostumbrado a verme escribir en mi diario.

Un simple bloc de notas de espiral sirve, pero hoy en día puede hacerlo online. Puede hacer blogs online, puede colgar cosas online, puede unirse a grupos online. Lo importante es que escriba, porque la escritura puede ayudarle a entender las motivaciones que han causado sus problemas con el peso y darle indicios sobre cómo sobreponerse a ellas.

Enseño a mis pacientes a usar sus estados de Facebook como un tipo de diario. Les animo a examinar sus actualizaciones y ver los tópicos que decidieron airear "por ahí". ¿Eran negativos y de poca importancia o positivos y estimulantes? ¿Contribuyeron con conocimiento o fueron parte de las quejas constantes del mundo? ¿Son las entradas nada más que fotos de productos horneados o platos con queso junto con frases como "¡Esto es para morirse!"? Esto nos da una idea de lo que tienen en mente. También les digo a mis pacientes que revisen las actualizaciones de estados que aparecen en su página de Facebook. ¿Están sus amigos publicando muchos comentarios negativos? ¿Qué dice de ellos las amistades que han escogido? Facebook sigue sus comentarios y lo que le gusta. Su algoritmo le enseña qué actualizaciones debería mostrarle. Si la mayoría de lo que le está mostrando son comentarios adversos está demostrando que prefiere esas influencias negativas.

Facebook es el espejo definitivo de nuestras vidas sociales. ¿Le gusta lo que ve en ese espejo? Si no es así, tiene que cambiarlo.

¿Mantiene al día un diario de comida?

Un cirujano de Arizona llamado Dr. Terry Simpson, especializado en operaciones para perder peso, les dio una vez un formulario a los pacientes que habían perdido más del 90% del peso excesivo. Esperaba encontrar lo que esos pacientes hacían de manera diferente a otros pacientes con menos éxito. A través de la encuesta descubrió que esos pacientes con tanto éxito estaban haciendo una cosa muy sencilla que el otro grupo no hacía: escribían diarios de comida. A pesar de que a algunos les puede parecer demasiada molestia, ¿no merecen la pena los beneficios? Muchos pacientes pagan de buena gana decenas de miles de dólares en metálico para operarse pero no quieren pagar 1 dólar para comprar un bloc de notas para apuntar lo que comen. ¿Qué estaría dispuesto a pagar por algo que le ayudase a alcanzar ese objetivo que está persiguiendo? ¿Pagaría $20 por un diario de comida y ejercicio encuadernado profesionalmente? ¿Y $0.99 por un simple bloc de notas de espiral? Una opción aún mejor son los diarios de comida online que le ayuden a llevar de cuenta su ingestión calórica gratis. Le pueden ayudar a determinar cuántas calorías hay en una pechuga de pollo o en una mazorca de maíz. Escriba todo lo que come y busque sitios que le ayuden a estimar su valor nutricional. Puede que los siguientes sean de su agrado, pero hay muchísimos otros:

a. FitDay.com — Este recurso gratis online le da acceso a un diario para perder peso, recuentos diarios de calorías e información sobre la nutrición de miles de alimentos.

b. FoodFit.com — Este sitio proporciona información gratuita de expertos sobre cómo comer sano, cocinar sano y ponerse en forma.

Un diario de comida le ayudará a controlar sus costumbres a la hora de comer. Aún más importante es el hecho de que, si se hace correctamente, le ayudará a encontrar pautas en su manera de pensar que le llevan a tomar decisiones a la hora de comer. Cada vez que se reúna con la dietética de su clínica debería estar preparada para enseñarle su diario de comida. ¿Se reuniría con un contable sin llevarle una hoja de cálculo detallando sus gastos? Si tiene problemas con su peso, lo primero que le pedirá su clínica es que comience un diario de comida y lo mantenga actualizado.

Diga una cosa que es diferente en su vida desde que se operó.

Dése una palmadita en la espalda. A la mayoría de la gente no le gusta hablar de sus logros porque creen que es presumir, pero no es el caso cuando se trata de responsabilizarse de la salud de uno. Reflexione sobre lo que ha conseguido hasta ahora. Aproveche esta oportunidad para establecer hitos en su viaje para perder peso y no me refiero sólo al número en la balanza o la talla más pequeña o los cambios en su medicación, aunque todas ellas sean buenas medidas. Creo que es probablemente aún más importante reconocer los otros cambios positivos en su vida. ¿Es una madre mejor porque tiene más energía para jugar con sus hijos? ¿Es un empleado mejor porque se concentra mejor en el trabajo? ¿Es un cónyuge mejor porque escuchas más? ¿Es un hijo o una hija mejor porque ayuda a su familia en casa y en el jardín? ¿Es una persona más humanitaria porque dona su tiempo a organizaciones benéficas?

Si no se le ocurre nada, no se avergüence. ¡Pregunte a un ser querido! Le darán una respuesta sincera. Por eso es importante tener varias relaciones cercanas, se convierten en la vara de medir para ver cómo vamos con nuestras vidas. E intente hacer más para convertirse en una persona cada vez mejor.

¿Qué cosa relacionada con su vida cambiará ahora mismo?

Puede ser un gran sueño o un paso pequeño, pero sea del tamaño que sea, ¡hágalo! Comprométase ahora mismo a hacerlo. Si se operó el mes pasado o el año pasado o la década pasada, sólo fue el comienzo de un viaje. ¡Ahora es la hora de ir a vivir el resto de su vida!

Si decide cambiar algo, le recomendaría encarecidamente lo siguiente:

¡HAGA UN GRAN CAMBIO!

¿Por qué no? ¿Por qué continuar viviendo con timidez? ¿Por qué dar pasitos de bebé cuando puede dar pasos de gigante?

Se me ocurrió un día que, en la historia del mundo, nunca hubo nadie como yo en este planeta y, cuando fallezca, nunca habrá nadie como yo. Todos somos únicos, cada uno de nosotros. Vaya y marque la diferencia. Que le noten. Deje huella. Dé ejemplo. Sea una inspiración para otros. Puede hacerlo. Es importante. Tiene algo especial en usted porque nunca ha habido nadie ni nunca habrá nadie como usted.

El Período de Mantenimiento - La Verdad sobre el Hambre

El Período de Mantenimiento - La Verdad sobre el Hambre

Operarse de manga gástrica es una ocasión muy emocionante. Probablemente estaba muy motivada justo después de su operación para comer más sano y ser una persona más activa. Probablemente las primeras semanas perdió un montón de libras y estaba muy contenta al poder ponerse ropa de tallas más pequeñas (no es raro que mis pacientes de manga gástrica, si siguen fielmente mi programa, pierdan 100 libras durante los seis primeros meses). Sus compañeros de trabajo, amigos y familia estaban impresionados con los cambios que veían y elogiaban regularmente su nuevo estilo de vida. Toda esta atención positiva no sólo le subió la moral sino que sirvió de refuerzo constante. A veces pudo haber sido difícil aprender cómo comer, qué comer y cuándo comer, pero en general fue bastante fácil perder peso. Comía un poco de comida y se sentías saciada.

Ahora la operación ya queda distante en el pasado. Esa pequeña cantidad de comida ya no satisface como antes o parece que sus efectos no duran tanto como solían. Parece que su enemigo número 1, el hambre, viene a visitarle más a menudo y se queda durante más tiempo. Todo el mundo se ha acostumbrado a su nuevo aspecto y ya nadie comenta lo bien que está, excepto de vez en cuando si se encuentra con un viejo conocido. Atravesar el aparcamiento caminando y subir las escaleras ya no le hace sudar como solía y recordando lo que el Dr. Vuong dijo, ahora siente aún más presión para añadir ejercicio de verdad en su día. ¿Pero quién tiene tiempo para ir al gimnasio estos días? Tiene fechas tope en el trabajo, cada vez más obligaciones familiares, actividades sociales divertidas planeadas y un montón de cosas más. Tiene que concentrarse en tantos aspectos distintos de su vida ahora mismo que cocinar una comida fresca tiene menos prioridad que otras cosas de su larga lista de cosas que hacer. ¿Y qué me dice del hambre que tiene? Dado que se ha alejado de la idea de hacer su "nuevo" estilo de vida su prioridad número uno, su pérdida de peso se ha ralentizado o detenido por completo. Quizás hasta haya engordado un poco. Espero que no haya vuelto a ganar todo lo que perdió.

Los pacientes mencionan muchas razones para explicar por qué engordan de nuevo, pero la más frecuente de todas es el Hambre. "¡Vuelvo a tener hambre otra vez! ¡Oh, no! ¿Qué hago?"

La Verdad sobre el Hambre

Tengo muchos pacientes preoperatorios que me dicen "Dr. Vuong, no quiero tener hambre nunca más". Siempre se sorprenden cuando les digo que es natural tener hambre. Lo que no es natural es estar lleno. Yo también tengo hambre a veces y sé bastante bien lo que significa estar hambriento. Pasé seis meses en un campo de refugiados en Tailandia cuando era un niño pequeño. La mayoría de los que me conocen no se dan cuenta porque aunque soy asiático hablo inglés sin acento alguno (a menos que cuente mi ligero deje tejano). Simplemente asumen que nací en Estados Unidos. Mi padre y yo éramos "gente de los botes", de los que probablemente haya oído hablar cuando terminó la guerra del Vietnam. Mi padre se arriesgó y consiguió escaparse conmigo en sus brazos una noche oscura en un pequeño bote lleno de gente. Acabamos llegando a tierra a un campo de refugiados en Tailandia, donde había muchísimos refugiados. Muchos refugiados delgados de pelo oscuro y con muy poca comida, así que el hambre no me es extraña.

Cada vez que tengo hambre, como. La sensación de hambre es la manera que tiene mi cuerpo de decirme que necesita nutrición. Ahora aprecio ese simple lujo, el regalo de saber que si tengo hambre puedo encontrar comida fácilmente. Hay una razón por la cual el Día de Acción de Gracias sólo viene una vez al año. No es natural sentirse "lleno a reventar". El problema es que la mayoría de los americanos quieren que cada comida sea como la del Día de Acción de Gracias. Quieren sentirse llenos cada vez que comen y no quieren sentir hambre entre comidas nunca, lo cual no es realista. Así no es como nuestros cuerpos han evolucionado.

Desafortunadamente, el campo de medicina bariátrica ha convencido a muchos americanos que una operación para perder peso eliminará milagrosamente la sensación de hambre y que uno se sentirá lleno entre comidas. Mi experiencia me dice que esto no es cierto. Me hace muy feliz que mis pacientes coman sus comidas hasta que estén satisfechos y luego se resistan a tomar un bocado entre comidas. En América la mayoría de los bocados no son sanos. Comer un bocado en América significa a menudo "rápido y fácil" y en lo que se refiere a su salud, normalmente "rápido y fácil" no es sano. Los bocados están a mano en la máquina expendedora más cercana del pasillo. A veces ni siquiera están tan lejos. A veces están en los cajones de nuestra mesa o encima de la encimera. Tenemos que aprender a resistir esta tentación de comer un bocado. Comer un bocado es mayormente un invento de los Estados Unidos. El resto del mundo no come bocados normalmente. Incluso si es diabética, le recomiendo encarecidamente que reduzca al mínimo los bocados que toma porque la verdad sobre el hambre es la siguiente:

Para perder peso tiene que reducir su ingestión de calorías. Para reducir su ingestión de calorías, tiene que pasar hambre.

A medida que pierde peso y se hace más activa su cuerpo necesitará más energía para continuar. Necesitará un combustible mejor que el que ha tenido antes. El indicador del nivel de combustible para suministrar energía al cuerpo es EL HAMBRE DE VERDAD.

A mis pacientes les enseño a intentar averiguar si tienen hambre de verdad o si sólo están sintiendo hambre psicológica. El hambre auténtica se manifiesta con cambios físicos medibles (disminución del nivel del azúcar en la sangre, debilidad, sudor, nerviosismo, mareos, etc.). El hambre psicológica no viene acompañada de esos cambios físicos, incluso si su estómago hace ruido sino que la despierta el pensamiento o avistamiento o el olor familiar de la comida. Esto depende a menudo de la situación. Por ejemplo, le pueden entrar las ganas de comer cuando ve un anuncio de comida mientras que está viendo su programa de televisión favorito o cuando pasa por delante de una estantería de galletas. Así que, si tiene hambre, asegúrese de que es hambre de verdad. Normalmente beber un gran vaso de agua ayuda a que pase. Compruebe si es una hora adecuada para tener hambre y verifique que no estés en una situación que pueda provocar hambre psicológica. Si se coloca en una situación diferente (apagando la televisión o yendo afuera alejándose del olor de los productos horneados, por ejemplo) es posible que se dé cuenta de que no "tenía hambre" varios minutos después.

Muchos de mis pacientes creen que están comiendo demasiado (quizás porque les he hecho comer de un plato pequeño lleno de comida). Después de revisar sus comidas, ¡me alegra hacer notar a la mayoría de ellos que, de hecho, estaban comiendo la cantidad correcta de comida! Simplemente es más de lo que ellos PENSABAN que tenían que comer. A veces les digo que deberían aumentar la textura de lo que comen. Quizás les de miedo dejar la ensalada de atún blando y han estado evitando comer pollo o carne por temor a que se les quede atascado. La Escala de la Textura resulta útil en estas situaciones. "Una comida" es algo muy diferente para un paciente sometido a una operación para perder peso. A veces les cuesta mucho entender o reconocer este hecho.

ÉXITO DEFINITIVO CON LA MANGA GÁSTRICA

Lo siguiente es una situación bastante común para un paciente de banda gástrica. Una semana después de su primer ajuste, se quejaba de que tenía hambre y que creía que el ajuste "no funcionó", a pesar de que explicamos a nuestros pacientes que el número medio de ajustes el primer año es cuatro o cinco y pueden variar entre 2 y 10 (¡o incluso más!). Después de hablar con ella, parecía que estaba estresada por algún motivo. Resultó ser el primer aniversario del fallecimiento de su padre. Al fin reconoció que "ni siquiera sé por qué estoy comiendo… ni siquiera tengo hambre cuando como…", lo cual es lo opuesto de su queja original. Nos abrazamos fuertemente y la animé a que asistiera a nuestro grupo de apoyo. No he vivido esta situación tan a menudo con nuestros pacientes de manga gástrica. He observado que sus ganas de comer están mucho más suprimidas, al menos al principio.

A mis pacientes les digo que cuando sientan hambre lo primero que deben hacer es beber un gran vaso de agua y luego esperar 10 minutos. Después, si todavía tienen hambre, pueden comer si la hora es apropiada. Muchas veces comprobarán que este "hambre" no era hambre de verdad sino algo más relacionado con una emoción o condición, como aburrimiento, tristeza o soledad. Así que si quiere tener éxito en su empresa para perder peso tiene que reevaluar su concepto del hambre. Tiene que darse cuenta de que el hambre no es la enemiga. Es una parte natural de usted. Y para poder tener éxito tiene que aceptar todas sus facetas. Así que recuerde:

Es natural tener hambre. No es natural estar llena.

Si ha engordado o no puede continuar adelgazando o si quiere evitar esta situación, ahora es el momento de leer la sección siguiente.

Cuando alguien pregunta cómo me gano la vida, la mayoría de la gente diría que soy un cirujano especializado en operaciones para perder peso, pero yo diría "no, soy un motivador de gente". Mi trabajo número uno es motivar constantemente a aquellos a mi alrededor, incluyéndole a usted que está leyendo este libro. Mi pasado de niño hambriento pero feliz en un campo de refugiados me da una perspectiva ligeramente diferente en lo que se refiere a la comida, la salud y el hambre que no creo que enseñen muy bien en la facultad de medicina. Necesita motivación para continuar tomando decisiones sanas y superar el "estancamiento" de su pérdida de peso. Puede alcanzar su peso feliz, caminar en un 5K local, pasar las fiestas sin engordar o alcanzar cualquiera de sus objetivos. Ya tiene las respuestas para vencer las dificultades a las que se enfrenta, el truco es encontrarlas. La intención de esta sección es darle ese impulso motivacional, darle varios consejos sencillos para progresar y animarle a que siempre haga de su salud algo prioritario.

Comience por pensar todo lo que ha logrado desde su operación de manga gástrica, en términos de su salud y del resto de su vida. Acepte el honor de esos logros y luego decídase a conseguir aún más.

El Estancamiento de la Pérdida de Peso

El "Estancamiento" de la Pérdida de Peso (Preguntas)

Una de las grandes motivaciones para continuar con su programa para perder peso es ver efectivamente cómo la balanza indica que está adelgazando. Cuando llega al temido "estancamiento" y su adelgazamiento se estabiliza puede que se desanime. En lugar de dudar de la eficacia de su programa o de la suya propia, tómese el tiempo que necesite para entender qué es lo que desencadena un estancamiento y cómo superarlo.

¿Está comiendo la suficiente cantidad de proteínas? ¿Cuántos gramos de proteínas debería comer al día?

¿Podría ser que está bebiendo sus calorías diarias? Enumere las bebidas que esté tomando que contengan calorías y con qué frecuencia las toma. ¿Qué tienen de malo las bebidas de dieta (diet o light)?

¿Es posible que no esté bebiendo la cantidad suficiente de agua? ¿Cuánta agua está bebiendo al día? ¿Cuánta agua debería estar bebiendo al día?

¿Podría ser que no está comiendo lo suficiente? ¿Cuántas veces al día debería comer después de operarse de manga gástrica?

¿Cuántas calorías debería ingerir como mínimo para evitar que el metabolismo se ralentice? ¿Cómo se combate un metabolismo lento?

¿Está ingiriendo calorías vacías (calorías sin valor nutritivo alguno)? ¿Seguro? Escriba todo lo que haya comido desde el desayuno de ayer y examine sus selecciones.

El "Estancamiento" de la Pérdida de Peso (Respuestas)

Una de las grandes motivaciones para continuar con su programa para perder peso es ver efectivamente cómo la balanza indica que está adelgazando. Cuando llega al temido "estancamiento" y su adelgazamiento se estabiliza puede que se desanime. En lugar de dudar de la eficacia de su programa o de la suya propia, tómese el tiempo que necesite para entender qué es lo que desencadena un estancamiento y cómo superarlo.

¿Está comiendo la suficiente cantidad de proteínas? ¿Cuántos gramos de proteínas debería comer al día?

¿Recuerda las Primera Regla de Comer con OPP? "Sí, Dr. Vuong: Proteínas Primero". ¡Muy bien! ¿Pero cuánto sería suficiente? La recomendación más aceptada es de 50 a 60 gramos de proteína al día para una persona media, pero sé de algunos programas bariátricos que recomiendan de 80 a 90 gramos de proteínas al día a sus pacientes operados para perder peso. Creo sinceramente que eso es demasiado. A mis pacientes les recomiendo que coman de 45 a 55 gramos de proteínas al día cómodamente, de modo que la mayoría de ellas provengan de fuentes más magras (consulte el Apéndice D). El número exacto depende del tamaño del paciente. No puedo decirle a una abuela de 5 pies de altura que coma la misma cantidad de proteínas que a un estudiante universitario que mida 6 pies y 2 pulgadas.

Probablemente preguntará lo siguiente: "Sí, ya sé cuántos gramos debo comer, pero ¿cuánto debería COMER?".

Poner el conocimiento en práctica es un problema en sí mismo. Como directriz, recomiendo la "Regla 1-2-3 de las Proteínas". Debería comer proteínas de la siguiente manera:

1 onza de proteína al desayunar,

2 onzas al almorzar y

3 onzas al cenar.

Recuerde que una onza de carne equivale a siete gramos de proteína, aproximadamente. Hablaré de la aritmética de la Regla del 1-2-3 más adelante. Ahora bien, se estará preguntando cuánto es una onza. Una buena aproximación es que una baraja de cartas es aproximadamente del tamaño de tres onzas de proteínas. Uno de esos smartphones finos pesa alrededor de tres onzas. ¡Para comer dos onzas, aproxime el tamaño de una ración a unos dos tercios del tamaño de una baraja de cartas! Otro truco fácil es recordar que un huevo hervido tiene aproximadamente una onza de proteínas. ¡Eso debería hacer su desayuno muy fácil!

A continuación le ofrezco un ejemplo de la Regla del 1-2-3 en acción:

Desayuno: Gran vaso de agua, café, huevo hervido, plátano pequeño = aproximadamente 7 gramos de proteínas.

Almuerzo: Gran vaso de agua, ensalada mixta súper-grande con hortalizas crudas y 2 onzas de pollo = aproximadamente 14 gramos de proteínas.

Cena: Gran vaso de agua, hortalizas, un filete de pescado de 3 onzas a la plancha sobre una base de cuscús = aproximadamente 21 gramos de proteínas.

7+14+21 = 42 gramos de proteínas al día.

Ahora exclamará "Pero Dr. Vuong, ¡eso no es bastante proteína!".

Tendría razón SI sólo contara fuentes "animales" de proteínas, pero recuerde que las hortalizas y los granos integrales como el cuscús también contienen proteínas. Este ejemplo de un plan de comidas para un día tiene fácilmente más de 50 gramos de proteínas.

¿Podría ser que está bebiendo sus calorías diarias? Enumere las bebidas que esté tomando que contengan calorías y con qué frecuencia las toma. ¿Qué tienen de malo las bebidas de dieta (diet o light)?

Lo siguiente es un hecho asombroso:

Una gran porción de las calorías ingeridas en América hoy en día son calorías vacías provenientes de bebidas líquidas.

¡Un Latte de Vainilla Delgado Venti hecho con leche desnatada y sin crema batida de Starbucks todavía tiene 160 calorías! Tengo un paciente que solía beber seis o siete de ellos al día, incluso después de operarse para perder peso. Creía que era una buena decisión porque están hechos con leche desnatada y su nombre contiene la palabra "Delgado". Pues bien, ¡esas bebidas "delgadas" todavía añaden aproximadamente 1000 calorías al día a su dieta! Cuando supo LA VERDAD abandonó su costumbre y ahora ya ha progresado mucho en su camino para tener éxito y perder peso.

¿Y qué me dice del alcohol? ¿Está ingiriendo una gran cantidad de calorías vacías al beber alcohol? Si no recuerda los números exactos de las calorías que conlleva beber alcohol, repase las secciones de Nutrición Básica y Comidas Sociales. ¡Una margarita puede contener hasta 600 calorías! Si está en una fiesta y tiene que beber algo obligatoriamente, un vino es una opción que tiene menos calorías. Me encanta asistir a eventos sociales y no soy abstemio ni mucho menos. Me encanta ir a una buena fiesta también, pero procuro mantener todo en perspectiva y no pasarme de la raya.

"¿Y qué me dice de todas esas nuevas y fantásticas bebidas de energía, Dr. Vuong?"

Si las "necesita" para tener energía, probablemente es una de dos: o no se está alimentando adecuadamente y su cuerpo está buscando nutrición que pueda obtener rápidamente o se ha dejado seducir por una campaña de publicidad con muchos millones de dólares de presupuesto. La mayoría de estas bebidas contienen muchísimas calorías. Le dan un subidón de azúcar y luego le dejan caer un par de horas después. Recuerde que las calorías son la fuente de energía de nuestro cuerpo, así que cualquier cosa que se llame a sí misma "energía", incluso si tiene la foto de alguien corriendo cuesta arriba en ella, va a estar llena de calorías. Recientemente se ha dedicado mucha atención en televisión a los denominados "chupitos de energía de 5 horas" debido a las varias muertes relacionadas con su consumo. La FDA está investigando después de que se hayan establecido vínculos entre cinco muertes y el consumo de las bebidas de energía Monster. Muy recientemente, una chica de 16 años falleció después de beber dos Monsters de 24 onzas en 24 horas, lo que provocó una intoxicación de cafeína ("Preguntas sobre la Cafeína: ¿Cuánta es demasiado?", 2012). A mis pacientes les digo sencillamente que las eviten.

Se preguntará "¿qué problema hay con las sodas de dieta (diet o light)?". Pues bastante. Permítame que le diga algo sobre lo que pensar. Una mañana en mi consulta había tres pacientes nuevos sentados a la mesa de la cocina, esperando que mi dietética hiciese un plan de comidas con ellos. Entré y me preparé una taza pequeña de café y vertí los contenidos de dos paquetes de azúcar. Una de las pacientes, cuyo IMC era casi 55, me dijo "Dr. Vuong, está usted dándonos un mal ejemplo. Se supone que tiene que demostrar cómo se toman decisiones sanas.".

"¿Qué problema hay?" pregunté, sabiendo qué es lo que quería decir. Mi IMC actual es 20. Me gusta que mi café sea dulce, pero sólo bebo una taza al día.

Me contestó: "¿Por qué está poniendo azúcar en su café? ¡No es sano!"

Le respondí: "Sé de dónde viene el azúcar (de la caña de azúcar) pero no sé de donde viene eso que hay en los paquetes rosas, azules o amarillos".

Lo cierto es que no hay un solo elemento, como el azúcar o la mantequilla, que nos haga obesos. Lo que importa es lo que hacemos a lo largo del día. No tiene sentido pedir una Big Mac, patatas fritas y un batido de leche (lo cual supone casi 2100 calorías) y luego pensar que está comiendo sano porque también pidió una Coca-Cola de DIETA. Las sodas de dieta se consumen demasiado a menudo porque la gente cree que son inofensivas, pero no tienen valor nutritivo alguno y vierten un montón de química en su cuerpo. Prefiero disfrutar de un poco de azúcar que de muchos edulcorantes artificiales. Creo que mi cuerpo sabe cómo procesar y manejar el azúcar, no estoy tan seguro de que sepa qué hacer con edulcorantes artificiales, especialmente cuando hablamos de cantidades tan copiosas presentes en la dieta típica americana.

La próxima vez que esté en un restaurante o en una reunión social, mire a su alrededor y observe quién está bebiendo soda de dieta. Apostaría a que la mayoría es gente con sobrepeso. Si no quiere tener su aspecto, no copie sus costumbres.

¿Es posible que no esté bebiendo la cantidad suficiente de agua? ¿Cuánta agua está bebiendo al día? ¿Cuánta agua debería estar bebiendo al día?

Observe que cada comida en el plan de ejemplo mencionado anteriormente comienza con un "Gran Vaso de Agua", no té endulzado, Gatorade o soda.

De media, el cuerpo humano está compuesto de entre un 60% y un 65% de agua (los hombres tienen un porcentaje ligeramente superior al de las mujeres debido a que normalmente tienen más músculo magro, el cual contiene un porcentaje mucho más alto de agua (75%) que de grasa (10%). Su cerebro está compuesto de un 75% de agua. Su sangre tiene un 83% de agua. Las personas necesitan reponer aproximadamente 2.4 litros de agua al día. Si esto fue como fuimos creados naturalmente, ¿no deberíamos reponer nuestros cuerpos con la mejor opción y más natural, el agua limpia y fresca?

A aquellos de ustedes que digan que no les gusta el "sabor" del agua, les diría que les encantaría el "sabor" del agua si se hubieran perdido en el desierto. Ni siquiera tienen que estar perdidos. Prueben a realizar este experimento si no me creen. Vayan a dar un paseo o vayan de excursión donde no haya tiendas ni restaurantes y lleven con ustedes sólo una botella de agua. Dejen el agua donde empiecen a caminar, den su paseo, suden un poco y cuando vuelvan al punto de partida, ¡intenten NO beberla! No podrán, será una tentación demasiado grande. Hagan este ejercicio un par de veces y se engancharán al "sabor" del agua. ¿Por qué pongo "sabor" entre comillas? **Porque el agua no tiene sabor.** Si su agua tiene sabor no es un agua pura y debería filtrarla.

La cantidad de agua que debería beber depende de su tamaño y su nivel de actividad, pero normalmente sería alrededor de entre ocho y 10 vasos de 8 onzas al día. Sencillamente, debería beber agua en cualquier momento que sientas sed para asegurarse de que está bebiendo lo suficiente. Empiece reemplazando una de sus bebidas que no sea agua con agua y cada semana reemplace otra hasta que todas sus bebidas sean agua. Por supuesto, habrá alguna excepción que otra, pero beber agua debería ser la manera principal con la que combate su sed.

"¡Me dijeron que es posible beber demasiada agua! ¿Es verdad, Dr. Vuong?"

La respuesta es no, no es cierto. Hay una enfermedad psicológica que hace que la gente beba cantidades excesivas de agua. La beben de cualquier sitio, directamente del grifo, del agua de la taza del baño, de cuencos para perros, de tuberías del desagüe de las cloacas, de cualquier sitio. Así que, a menos que esté bebiendo agua de los canalones de su casa, creo que no pasará nada si bebe otra botella más. Hay gente que bebe demasiada agua cuando están entrenándose para una prueba deportiva muy dura, como un maratón, que los hace ponerse nerviosos y pensar que pueden acabar deshidratados. Esto sería muy raro ya que para eso haría falta beber muchos vasos de agua cada milla más o menos, lo cual haría que la mayoría de la gente acabara sintiéndose enferma.

¿Podría ser que no está comiendo lo suficiente? ¿Cuántas veces al día debería comer después de operarse de manga gástrica?

Enseñamos a nuestros pacientes a comer tres comidas al día y un bocado si son diabéticos o si tienen hambre de verdad entre comidas. A diferencia de otras clínicas, enseñamos a nuestros pacientes que el desayuno NO es la comida más importante del día pero les animamos a comer algo por la mañana, incluso si no es más que un vaso de agua y una fruta. Tienen que pensar que el desayuno es algo distinto de lo que a los restaurantes Denny's les gustaría. El desayuno debería ser algo tan simple como un huevo o una bebida de proteínas y un plátano. A menudo como hojas de espinaca o de col rizada recién arrancada ya que arreglo mi huerta por la mañana. A mi hija le gusta desayunar tanto aceitunas o pimientos como un mango o un plátano. Los alimentos que se comen para desayunar no tienen por qué ser diferentes de los que se comen en otras comidas. De hecho, creo que 15 minutos de ejercicio ligero, como estiramientos, saltos de tijera, yoga o meditación es probablemente más beneficioso para nuestra salud que el típico desayuno americano de cereales, donuts o tortas de pan.

Si tiene hambre entre comidas, no se aguante hasta que sea la hora de la próxima comida. Eso se debe a que, después de su operación, no puede comer físicamente lo suficiente de una vez para eliminar esas ganas de comer, lo cual será muy frustrante. ¿Recuerda mi paciente que solía trabajar todo el día, saltarse comidas y llegar a casa con un hambre de lobo? No caiga en esa trampa. Cómase un bocado y su próxima comida será una comida de un tamaño apropiado para una manga gástrica, ¿de acuerdo? Por supuesto, cuando digo bocado me refiero a algo bueno, no chocolatinas, galletas, patatitas fritas, galletitas de queso o cualquier otra cosa que haga que su nivel de azúcar en la sangre suba de repente y luego caiga de golpe. Esto no es una carta blanca para comer lo que quiera. Cómase el resto del plátano del desayuno, un puñado de moras o palitos de jícama, por ejemplo. ¿Se acuerda de la Regla de Kizzie (la Tercera Regla)? Practique esta regla a la hora de comer un bocado.

¿Cuántas calorías debería ingerir como mínimo para evitar que el metabolismo se ralentice? ¿Cómo se combate un metabolismo lento?

Cualquier dieta muy baja en calorías (VLCD en sus siglas en inglés) tiene que controlarla un médico. Se trata normalmente de dietas para reemplazar comidas de menos de 1000 calorías al día. Permítame que lo repita: este tipo de dietas tienen que estar absolutamente controladas por un médico. Un ejemplo de un programa así es el Programa de Reemplazo de Comidas Optifast 800, que reduce la ingestión de calorías de los pacientes a 800 al día. El médico debería realizar análisis rutinarios y periódicos para comprobar la química de su sangre y el funcionamiento de su hígado y de sus riñones.

La profesión médica está bastante segura hoy en día de que cuando la ingestión calórica se reduce por debajo de 1000 calorías diarias, el metabolismo humano se ralentiza. Es una respuesta natural propia de nuestra evolución. Piense en el hombre de las cavernas. Como los humanos tenían que buscar comida que no estaba siempre a mano nuestros cuerpos se volvieron muy eficaces para almacenar energía en forma de grasa para poder sobrevivir varios días en que no encontrásemos mucho que comer. Cuando la comida escaseaba nuestro metabolismo se ralentizaba para conservar energía, al menos hasta que la comida volviera a abundar. Dado que la operación de manga gástrica le llevará hasta cerca del umbral de las 1000 calorías (les digo a mis pacientes que coman de 1100 a 1200 calorías diarias) su cuerpo querrá ponerse en modo hibernación. Su cometido es evitar que esto ocurra. ¿Cómo puede conseguirlo? Con dos medidas sencillas:

- **Asegúrese de que está comiendo la mejor nutrición que pueda** (Regla no. 2). Es decir, comer comida de verdad, evitar calorías vacías, preparar comidas frescas y comprar alimentos orgánicos siempre que sea posible. Esto le dará a su cuerpo todos los micronutrientes y componentes estructurales que necesita para realizar las reacciones químicas diarias normales que hacen que continúe sintiéndote bien.

- **Haga ejercicio periódicamente.** Esto hará que su metabolismo continúe al liberar hormonas naturales que controlan su respuesta "luchar o escapar". ¿Ha oído hablar alguna vez de la "euforia del corredor"? A veces cuesta empezar con una rutina de ejercicio, pero recuerde lo bien que se sintió después de una sesión de ejercicio. Aparte de sentirse orgulloso de haber conseguido algo, probablemente también se sintió con energía y alerta. Es una respuesta natural que tuvo muy poco que ver con su caro equipamiento de gimnasio, su entrenador personal con abdominales de hierro o su lista de canciones perfectamente preparada en iTunes. Tuvo mucho que ver con la máquina maravillosa que es el cuerpo humano.

EJERCICIO = CUALQUIER ACTIVIDAD FISICA QUE LE GUSTE HACER QUE CAUSE UNA GOTA DE SUDOR

Puede ser tan simple como poner los pantalones, atar los zapatos o limpiar la casa. Si ha perdido mucho peso y está cerca de su objetivo estas actividades de nivel bajo no pueden seguir considerándose ejercicio porque ya no serán lo bastante agotadoras para hacerle sudar. Cámbiese a caminar alrededor de la manzana y cuando eso sea demasiado fácil, tendrá que correr. En lugar de hacer excursiones por el parque, tendrá que hacerlas por el monte. En lugar de hacer ejercicios aeróbicos ligeros en la piscina tendrá que nadar largos. A medida que se vaya haciendo más delgada y vaya mejorando su forma física tendrá que incrementar su nivel de actividad física correspondientemente.

¿Ha oído alguna vez "Las últimas 20 libras son las más difíciles de perder?" ¿Sabe por qué? Creo que la gente que se queja de esto debería seguir los pasos enumerados anteriormente. Las últimas 20 libras son realmente lo mismo que las primeras 20, pero los porcentajes de su cuerpo son diferentes (asumiendo que las libras de más no se deban a piel excesiva, la cual tendría que eliminarse quirúrgicamente). Tiene que continuar tomando las decisiones más sanas posibles en todo momento.

Las decisiones que hicieron posible perder el primer 50 por ciento de su peso de más no bastarán para ayudarle a perder el segundo 50 por ciento ¿me explico? Tiene que esforzarse un poco más. Si perdió 50 libras saltándose las patatitas con salsa junto con su bocadillo diario, para perder las siguientes 50 libras tiene que continuar saltándose las patatitas pero también tiene que sustituir el bocadillo con una ensalada. Si perdió 80 libras al incorporar pequeños episodios de ejercicio en su rutina diaria, como subir por las escaleras, para poder perder las siguientes 80 libras no puede seguir descansando entre una planta y la siguiente. ¡Tiene que subir corriendo por esas escaleras! Tiene que probar hortalizas frescas. Tiene que probar tofu, lentejas y pescado. ¡Tiene que atarse las zapatillas de correr y salir a la calle!

No se preocupe, no tiene que hacer todo eso a la vez. Sólo tiene que seguir haciendo más a medida que se vaya haciendo más delgada y más sana.

¿Está ingiriendo calorías vacías (calorías sin valor nutritivo alguno)? ¿Seguro? Escriba todo lo que haya comido desde el desayuno de ayer y examine sus selecciones.

Si no está perdiendo peso, y especialmente si está ENGORDANDO, está consumiendo demasiadas calorías extras, así de sencillo.

Si quiere tener éxito y perder peso a largo plazo tiene que escribir un diario de comida y mantenerlo al día. Cuando tiene un diario de comida no hay excusa posible, toda la evidencia está ahí, delante de usted. Nuestras mentes tratan subconscientemente de mejorar nuestros sentimientos para evitar sentirnos heridos psicológicamente y a veces eso puede perjudicar nuestros esfuerzos para perder peso. ¿Se acuerda de aquella vez que iba a comer sólo una galleta de las Girl Scouts y cuando se quiso dar cuenta ya había comido toda la caja? ¿Por qué? ¿Cómo fue posible? Si sabe que va a tener que dar cuenta de cada galleta no es tan fácil seguir comiendo. Cuando sabe que va a tener que contar todas las ranuras vacías en esa caja de galletas y calcular cuantas calorías había en las galletas que le comió y escribirlo todo en su diario de comida, podrá parar después de comer una o dos o quizás ni siquiera abrirá la caja.

Aquellos que han podido perder peso de manera excelente y duradera son a menudo los que tienen diarios de comida y los mantienen al día. Se han comprometido a escribir no sólo las calorías que ingieren sino también las actividades que realizan y todas las emociones que estaban sintiendo al comer o al hacer ejercicio. La tecnología facilita mucho las cosas. Hay muchos sitios web con recursos y referencias para ayudarle a apuntarlo todo. ¡Hasta hay apps móviles para apuntar lo que está comiendo justo en ese momento! Pero mucha gente prefiere un bloc de notas de papel. Una vez vi un reportaje en televisión sobre una señora que había perdido 150 libras sin operarse. Su técnica era simplemente poner toda la comida del día en una caja pequeña. No podía comer nada que no hubiera salido de esa caja, excepto agua. A pesar de que suena algo extremo, fue muy eficaz. Pero cuando me paro a pensar en ello, me doy cuenta de que su "caja de comida" no era más que su diario de comida manifestado de una manera práctica que a ella le sirvió. En lugar de escribir lo que había comido después de haberlo hecho, apuntó su ingesta antes de comerla poniendo toda la comida del día en una caja pequeña.

Escribir un diario de comida es como cualquier cosa, es un poco difícil empezar, pero una vez que lo haga se convierte en algo natural que hace sin pensar. Despedirse de ese sobrepeso para siempre merece ese pequeño esfuerzo extra.

¿Qué Tiene de Malo el ___?

"¿Qué Tiene de Malo el ____?" (Preguntas)

¿Qué tiene de malo el PAN?

¿Qué tiene de malo la LECHE?

¿Qué tiene de malo la PECHUGA DE POLLO SIN PIEL NI HUESO?

¿Qué tiene de malo el ARROZ BLANCO?

¿Qué tienen de malo las COMIDAS CONGELADAS COMO LEAN CUISINE® O HEALTHY CHOICE®?

¿Qué tiene de malo el MENÚ de $1?

"¿Qué Tiene de Malo el _____?" (Respuestas)

¿Qué tiene de malo el PAN?

Una vez vi a un orador en una conferencia hacer que los asistentes se pasaran una Happy Meal de McDonald's. Tenía un aspecto un poco pasado, pero se podía reconocer fácilmente que era una Happy Meal. El pan de la hamburguesa parecía esponjoso, la carne gris y las patatas fritas olían un poco a grasa. Luego nos preguntó cuánto tiempo creíamos que tenía esa Happy Meal. La mayoría de la audiencia dijo que una semana o un mes. Alguien tuvo la audacia de sugerir seis meses. Imagínese nuestra sorpresa cuando hizo circular el recibo original y en él figuraba una fecha ¡de HACIA OCHO AÑOS! ¿Por qué no se descompone? La comida de McDonald's es tan mala que ni siquiera el moho la come.

De la misma manera que la Happy Meal se parece poco a la comida de verdad, la versión moderna del pan se parece muy poco a los panes que nutrieron a nuestros antepasados. Antiguamente el pan se horneaba a diario, ya que el pan fresco se estropea al día siguiente o al otro. Después está demasiado duro para comerlo solo. En ese momento, el pan se usa como recipiente para servir sopa o se usa para otra cosa, como cuscurros o pan rallado. ¿Se ha preguntado alguna vez cómo es posible que el pan moderno que se compra en las tiendas tenga una vida útil de hasta seis semanas? El procesamiento de la harina elimina toda la nutrición y los conservantes añadidos le dan vida útil. Uno de los conservantes principales es la sal, de modo que…

El pan es la fuente número 1 de sodio en la dieta americana.

No es por el porcentaje de sal en el pan, ¡sino porque comemos mucho pan! ¿Se ha preguntado alguna vez por qué el paquete dice "pan blanco enriquecido"? Si el pan nutrió a nuestros antepasados durante guerras y sirvió para que muchos americanos sobrevivieran la Gran Depresión, ¿por qué el pan de hoy en día tiene que estar enriquecido? Porque toda la nutrición se eliminó para darle vida útil.

El otro problema con el pan es que está en todas partes en nuestra sociedad. Se sirve normalmente con cada comida y en cantidades exageradas. Nadie debería comer un bocadillo de 12 pulgadas normalmente o una hamburguesa de dos carnes o una pizza mediana ellos solos. Si quiere ser más sano debería intentar evitar comer pan en todos sus formatos. A continuación puede ver una lista de algunos alimentos en los que nunca ha pensado como si fueran PAN, pero que funcionan de la misma manera nutricionalmente:

Desayuno – tortas de pan, gofres, tostadas, cereales, croissants, magdalenas, bagels, barritas de desayuno, daneses y pasteles.
Almuerzo – pan para bocadillos, pan para hamburguesas, pan para perritos calientes, pretzels gigantes, borde de la pizza, tortillas de harina, pasta.
Merienda – galletas, patatitas, galletas de cacahuetes, etc...
Cena – bollos, palitos, guarnición de pan blanco, pasta instantánea, tartas, bordes de tartas.

EL PAN NO ES SU AMIGO.

¿Qué tiene de malo la LECHE?

La industria lechera americana y la mayoría de los americanos no van a estar de acuerdo conmigo, pero creo que nadie en América debería beber leche a diario. El único ser en América que debería beber leche de vaca a diario es una cría de vaca, por las siguientes razones:

La leche tiene una cantidad relativamente alta de grasa. ¡La industria lechera ha hecho un trabajo tan bueno que estamos todos convencidos de que tenemos que tener un bigote de leche! Dirá "¿No me hace falta por el calcio, Dr. Vuong?". Hay opciones mejores y sin tanta grasa para ingerir calcio, como el brócoli. Creo que el coste en daño a la salud es un precio demasiado alto para la nutrición que se obtiene. En lo que se refiere a su salud, es un bigote de leche muy caro.
A las vacas lecheras les dan una cantidad tremenda de hormonas para que produzcan leche constantemente. A menudo están enchufadas a las ordeñadoras todo el día. No es algo natural. Además, las hormonas están llegando a nuestro suministro alimenticio. Existen estudios que sugieren que es posiblemente una de las razones por las que la edad de la menarquia (el primer ciclo menstrual de una chica) está bajando (Wiley, 2011.) Es bastante común ahora oír casos de niños de escuelas primarias comenzando a tener menstruaciones ¡o de una niña de quinto curso teniendo un bebé! Imagínese si fuera el padre de esa niña. ¿No es privarse de leche un precio bajo a pagar para poder devolverles a los niños la oportunidad de vivir su niñez?

A las vacas lecheras les inyectan antibióticos. Les salen úlceras en las ubres por estar conectadas en las máquinas ordeñadoras durante tanto tiempo. Esas úlceras se infectan y el pus de esas infecciones acaba en el suministro de leche. A los ganaderos que se dedican a la producción de leche se les permite tener un nivel medible de pus en la leche. Para mantener las vacas vivas y para evitar que las infecciones arruinen su producción de leche, los ganaderos les dan antibióticos (Pilzer, 82-85). El pus infectado en la leche provoca una respuesta inmune importante en nuestros cuerpos. Hoy en día, en América tenemos un serio problema con las alergias a la leche. Y el consumo de antibióticos que pasa al suministro de leche (así como al de carne) reduce la eficacia de los antibióticos que tenemos que tomar para combatir nuestras propias infecciones. Cuando está enfermo de verdad necesita que los antibióticos funcionen y no lo harán eficazmente si ya hemos criado bacteria inmune a sus efectos.

¿Qué tiene de malo la PECHUGA DE POLLO SIN PIEL NI HUESO?

La pechuga de pollo sin piel ni hueso es uno de los ingredientes más populares en la cocina americana. Lo que estoy a punto de decir sorprenderá a muchas personas que siguen dietas profesionalmente: **No me gusta mucho la pechuga de pollo sin piel ni hueso**. Estos son mis motivos:

A la pechuga de pollo sin piel ni hueso le falta sabor. Imagino que ésa es la razón por la que a mucha gente le gusta usarlo como ingrediente, ya que en general mucha gente la tolera, pero a mí me gusta saborear mi comida. Dado que la pechuga sin piel ni hueso es un punto de partida bastante insípido para un plato, tiene que añadirle salsas para darle sabor. ¿Cuántas veces ha dicho "no sé qué otra cosa hacer con esta pechuga de pollo"? ¿O cuántas veces su familia ha dicho "Oh no, otra vez pechuga de pollo…"? Cámbielo un poco (pruebe algo con un sabor más innato, como pato, gallina de Cornualles o incluso faisán.

La pechuga de pollo sin piel ni hueso tiende a resecarse, sobre todo si se recalienta, lo que podría causarle problemas como paciente para pasarla a través de su banda gástrica. El hecho de que se reseque también hace que sea más difícil volver a aprovecharlo más tarde. A mis pacientes les sugiero que no traigan a casa las sobras del pollo para cenar en una bolsa para el perro (¡a menos que sea para el perro!)

La razón principal por la que no me gusta la pechuga de pollo sin piel ni hueso es porque se ha procesado más que un pollo entero y a mis pacientes les enseño a evitar alimentos procesados lo más posible. La progresión de menos a más procesamiento del pollo es la siguiente:

Pollo entero → Pollo entero partido → Secciones de pollo partidas (cuartos, mitades) → Pedazos de pollo sueltos (muslos enteros o pechugas enteras) → Pechugas con hueso y piel → Pechugas sin hueso ni piel → Croquetas de pollo

Cada vez que va de un artículo al siguiente la carne que está comprando se separa, procesa y maneja más y más. Debido al trabajo adicional necesario en cada paso, acaba pagando un precio extraordinariamente alto por las croquetas de pollo, que no son nada más que la parte de debajo de la carne de la pechuga. Un pollo entero cuesta aproximadamente $5, pero seis tiras pequeñas de croquetas de pollo cuestan a menudo $7 u $8. No hay motivo por el que no pueda comprar un pollo entero y partirlo usted mismo. No le llevaría más de dos minutos y se ahorraría un montón de dinero. Prefiero asar el pollo entero primero (le da un buen sabor y resulta muy jugoso) y luego usar las sobras para hacer otras comidas. En un apuro, compraría un pollo entero ya cocinado de un asador. ¿Ve qué fácil? ¡Y los venden a $6 cada uno!

¿Qué tiene de malo el ARROZ BLANCO?

Puede que algunos piensen que prefiero naturalmente el arroz blanco porque soy asiático. Puede que tengan razón, pero no creo que el arroz blanco sea el enemigo que todos los consejos sobre dietas sugieren que es y tengo más de mil millones de ejemplos para probarlo. Hay más de mil millones de asiáticos en todo el mundo que comen arroz blanco a diario, a veces tres veces al día, y son mucho más sanos que la mayoría de las personas occidentales. También comen arroz blanco en forma de fideos de arroz, tartas de arroz, sopas de arroz e incluso postres de arroz. Aunque es verdad que el arroz integral tiene más nutrientes que el blanco, no creo que cambiar el color de su arroz vaya a tener un gran impacto en lo que se refiere a su salud.

Lo que los asiáticos no hacen es cubrir su arroz con salsas pesadas como salsa inglesa, mantequilla o crema. El arroz blanco abunda en las regiones asiáticas típicamente más pobres mientras que la carne escasea. La cocina asiática auténtica incluye un plato principal que tiene normalmente un sabor intenso pero que es relativamente pequeño comparado con la cantidad de arroz que lo acompaña. Los occidentales normalmente describen estos platos como fuertes. Piense en la salsa de pescado, salsa de soja o pasta de camarones que da sabor al plato de carne. El arroz blanco ayuda a repartir la comida a un grupo grande de gente. A menudo un pollo puede alimentar a una familia de cinco durante varios días. En general están consumiendo menos calorías a pesar de que comen mucho arroz.

Cada cultura y su gente aprovecha al máximo los recursos disponibles. Por ejemplo, los asiáticos comen arroz casi todos los días. Los días de fiesta o en ocasiones especiales, preparan un arroz sofrito. Por otra parte, cuando americanos van a restaurantes chinos, la mayoría piden arroz sofrito con su plato principal (que normalmente se supone que debería comerse al estilo familiar, pero rara vez se come así) porque está disponible en el menú. Una porción de arroz blanco tiene aproximadamente 150 calorías, ¡pero una porción de arroz sofrito puede tener 600! Una vez vi a una pareja obesa pedir una fuente de arroz sofrito aparte de su "plato principal chino saludable". ¡Cada fuente de arroz sofrito llevaba al menos ocho porciones! Comer una fuente como esa equivale a beber 8 sodas en una comida en lugar de una de vez en cuando.

¿Qué tienen de malo las COMIDAS CONGELADAS COMO LEAN CUISINE® OR HEALTHY CHOICE®?

A muchas personas a dieta les parece que estas "comidas" congeladas son prácticas y cómodas y creen que están tomando una decisión literalmente sana si las comen para almorzar. Una técnica muy usada por muchos programas de dietas es sustituir las típicas comidas rápidas o almuerzos de cafetería con una de estas comidas congeladas "más sanas", y quizás durante el primer par de semanas, a la persona a dieta le parecen cómodas, le gustan las distintas variedades y a lo mejor hasta adelgaza un par de libras. Pero inevitablemente, se cansará de las opciones, su rutina se verá interrumpida por reuniones y viajes y la pérdida de peso se detendrá. Una vez que abandona los platos congelados, verá que vuelva a engordar y a menudo volverá a ganar más peso del que perdió.

La mayoría de estas comidas a dieta funcionan porque limitan el tamaño de la ración. Es muy raro que sean de hecho una opción más sana. Cuando abre la caja, la comida nunca es tan grande o tan atractiva como la que figura en la foto, ¿verdad? Saca la comida de la caja y espera que al calentarla se parezca más a la de esa foto tan tentadora, luego la saca del microondas y, sorprendentemente, todo lo que ve es una masa amorfa de un producto alimenticio cubierto de una salsa espesa. Las verduras tienen un sabor tenue y hervido, el pollo es correoso y el "postre" normalmente tiene un sabor dulce pero no sabe como un postre de verdad.

Para combatir esta percepción de escasez, ahora Lean Cuisine tiene una línea de comidas más grandes con porciones 30% más abundantes. Siguiendo la norma establecida, las compañías apelan con éxito a lo que los consumidores quieren, no a su salud. Para poder congelar estas comidas y luego recalentarlas con un sabor aceptable, están repletas de conservantes como la sal. También llevan "mejoradores de sabor", "colorantes artificiales" y "estabilizantes de comida". ¿Tienen pinta de ser saludables?

Para que estas "comidas" sigan dando beneficios, los fabricantes buscan los ingredientes más baratos posibles. Para poder extender un negocio, la empresa tiene que reducir el precio de cada unidad de cada producto una cierta cantidad. De no ser así no ganarían dinero.

Al fin y al cabo, será más barato, más fácil, más sabroso y más sano si preparas una ensalada grande con una amplia selección de frutas y verduras y un poco de proteína magra. Se sentirá muy bien si escoge esta sencilla opción para almorzar cada día y se baja del tren del plato congelado.

¿Qué tiene de malo el MENU de $1?

Muchos americanos creen que están aprovechándose de una gran oferta cuando van a establecimientos de comida rápida. Después de todo, el "Menú Económico de $1" o la "Oferta Económica" debe ser una gran oferta, ¿no? Pues no. Debería pararse a pensar la próxima vez que sienta la tentación de llevar a sus hijos o al equipo de béisbol o a la tropa de Boy Scouts a uno de estos sitios, por los siguientes motivos:

Baja Calidad de la "Comida" - ¿Cómo es posible que alguien o que cualquier empresa pueda hacer una hamburguesa por sólo $1? Piénselo. Es imposible... a menos que use el tipo de carne más barato y el pan de la calidad más baja y reduzca los condimentos al mínimo. ¿Se ha fijado alguna vez en el color y la textura de la carne de una hamburguesa de $1? Si la deshace, ¿es jugosa y delicada o es gris y llena de nervios? Si es gris y nervuda es porque se hizo con los restos más baratos de la carne, llenos de cartílagos y tejidos conjuntivos. La ligereza del bollo significa que se hizo a partir de la harina blanca más procesada. El hecho de que sólo tiene dos rodajas de pepinillo (si es que las lleva) significa que la empresa estaba intentando añadir un artículo no perecedero a su hamburguesa para darle un poco de sabor. No se podría añadir lechuga, ya que se marchitaría, tendría mal aspecto y no daría mucho sabor.

"Pero Dr. Vuong, ¿hay otro sitio en el que pueda saciarme por tan poco dinero?" Este tipo de lógica conduce a conclusiones falsas y contribuye al problema de la obesidad. Lo primero, a pesar de que se llama el "Menú de $1" serán pocas las veces que se vaya pagando sólo $1. Las empresas de comida rápida son conscientes de este hecho y no se han convertido en corporaciones multimillonarias o incluso del orden de miles de millones de dólares a base de su menú de $1. Es bastante raro ir a un establecimiento de comida rápida hoy en día y pagar menos de $7 u $8 por persona. Lo segundo, el valor nutricional de la comida es a menudo tan bajo que su cuerpo empieza a quedarse sin energía poco después. ¿Alguna vez se ha preguntado por qué después de comer una gran comida rápida siente hambre de nuevo a eso de las 3 o las 4 de la tarde? Luego tendrá que ir a comprar un bocado. Súmelo todo y espero que pueda comprobar que de económico no tiene nada. ¡Y esto es antes de considerar los perjuicios a su salud!

Pero lo peor de pedir algo del menú de $1 es lo siguiente: si lo hace a menudo, **se está diciendo a sí misma subconscientemente que sólo vale $1**. ¿Se da cuenta? Puede que no, pero lo está haciendo. Subconscientemente, esta selección representa una "Mentalidad Pobre" en vez de una "Mentalidad Abundante". Es una forma de pensar "No me lo merezco" en lugar de "Mi salud no tiene precio". Quiere decir "Creo que sólo valgo $1" en lugar de "Me merezco sólo lo mejor". Son dos formas de pensar muy diferentes y, a medida que pasa el tiempo, una conducirá a la obesidad y a sentirse insuficiente y la otra llevará al éxito y a sentirse realizada.

Si lleva a sus hijos a un establecimiento de comida rápida y les dice que pidan del menú de $1, les está diciendo que piensa que sólo valen $1. Soy consciente de que no hay padres que hagan esto a propósito, pero aun así ése es el mensaje que les está dando, lo cual afectará sus vidas dramáticamente. Pensarán subconscientemente que "Sólo valgo $1, así que no pasa nada si otros niños se burlan de mí" o "Nunca tuvimos muchas cosas, así que no me siento bien aprovechándome de esta oportunidad" o "Esa cosa (el uniforme de fútbol, el instrumento musical, la universidad, estudiar en el extranjero) cuesta demasiado" o

"No puedo hacerlo. Déjeme hacer lo fácil y barato" o "No importo mucho, sólo valgo $1". Esta es una Mentalidad Pobre que causará un gran daño en sus vidas.

De modo que elíjase a usted y a su familia en vez del menú "económico".

Cómo Comprar Sano

Cómo Comprar Sano (Preguntas)

Nombre tres artículos con los que tiene problemas que compraría de manera "impulsiva" en la tienda.

Identifique una táctica para reducir la "tentación" o la compra "impulsiva".

Dé un ejemplo de por qué comprar en grandes cantidades puede dificultar la consecución de sus objetivos de control del peso.

Enumere tres maneras de ahorrar dinero y de comprar de manera más sana en la tienda de comestibles.

¿Por qué los términos "libre de azúcar", "sin azúcar", "bajo en grasa" y "completamente natural" son engañosos?

¿En qué debería concentrarse al leer las etiquetas?

¿Qué alternativa más sana existe para cada uno de los alimentos enumerados a continuación?

Leche entera –

Mantequilla –

Queso –

Arroz blanco –

Pan blanco –

Fiambres –

Escriba una costumbre de compra poco sana que tiene y explique cómo la cambiará.

¿Se compromete a realizar este cambio HOY MISMO?

¿Cuál es la Primera Regla de Comer con OPP?

Cómo Comprar Sano (Respuestas)

Nombre tres artículos con los que tiene problemas que compraría de manera "impulsiva" en la tienda.

¿Le ha pasado esto alguna vez? Se decide a hacer una compra rápida en la tienda de comestibles para comprar papel higiénico, leche o cualquier cosilla que necesite. Se da prisa una vez en la tienda para poder volver a casa a tiempo de ver *La Voz*, ¡pero, espere un momento! La bolsa de patatitas o sus galletas favoritas o la Diet Coke® está de oferta o si compra una le regalan otra. Tiene que comprarlo, ¿no? ¡Es una oferta tan buena! ¿Y por qué ese artículo en oferta está siempre al final del pasillo, de modo que cuando lleva prisa por doblar la esquina siempre se lo encuentra? El gestor de la tienda debería poner sus artículos en venta en el lugar correcto para que la gente con prisa, como usted, no pierda tiempo cuando se los encuentran. Se detendría para sugerírselo si no fuera porque ya lleva mucho retraso. Al acercarse a su coche, en lugar de un galón de leche ¡se da cuenta de que tiene una bolsa llena de cosas!

Comprar de manera impulsiva puede ser todo un proceso, como en este caso, o un simple acto de comprar una chocolatina mientras que está a la cola o un Starbucks (a menudo situado "convenientemente" dentro de la tienda de comestibles) para beber al hacer la compra.

Es muy importante que aprenda todos los trucos para colocar las cosas que las tiendas de comestibles usan para que compre más. Son métodos probados y desarrollados durante años por empresas de investigación de marketing ¡que usan con usted! ¿Se ha preguntado alguna vez por qué los chicles, pilas, etc. baratos, envueltos individualmente, preparados para llevarse fácilmente están al lado de la caja? ¿Se ha dado cuenta de que los cereales con azúcar están a la altura de los ojos de sus hijos y todo lo sano está o muy arriba o muy abajo o incluso en una zona completamente distinta de la tienda? ¿Sabía que los fabricantes pagan más dinero para que las cadenas de tiendas de comestibles coloquen sus productos en esos sitios importantes? No es una coincidencia que vayas a una tienda queriendo comprar sólo leche y acabe con una bolsa llena de golosinas.

Identifique una táctica para reducir la "tentación" o la compra "impulsiva".

Hay una lista sin fin de tácticas disponibles en Internet y fórums dedicados a este tópico. Parece que cada año nuevo hay una historia relacionada con este asunto, adaptada a la atmósfera del momento. Después de la recesión económica me pareció ver varios artículos sobre "cómo comprar sin salirse del presupuesto y sin arruinar su dieta" o algo por el estilo. Estos consejos suelen ser los mismos de siempre presentados de forma distinta, pero por si acaso nunca ha visto una, a continuación le incluyo algunos para empezar:

- No haga la compra si tiene hambre.
- Haga una lista para saber lo que necesita y comprar ***sólo*** lo que necesita.
- Camine por el perímetro de la tienda, donde están las hortalizas frescas, la carne y el pescado.
- Mire hacia arriba y hacia abajo (los artículos tentadores que no necesita se colocan normalmente al nivel de los ojos y al final de los pasillos).
- Evite los pasillos interiores.
- Convierta la compra en una experiencia educativa con sus hijos, sobrinos o vecinos pequeños. Esto es lo que hago con mi hija:
    - Le digo los nombres de las hortalizas frescas y hablamos de su origen. Es una buena manera de practicar geografía ya que la mayoría de las tiendas venden hortalizas que provienen de todo el mundo.
    - Le enseño cómo pesar las cosas y averiguar el precio y así practicamos matemáticas.
    - Le enseño el tamaño adecuado de una porción para planear las comidas.
    - Le enseño cosas sobre cómo comprar. Mi hija Kizzie gana su propio dinero haciendo tareas. Le dejo hacer compras en la tienda de comestibles con su propio dinero según crea conveniente. Sí, claro, puede que compre gominolas, pero comprar gominolas de vez en cuando se convierte en una ocasión especial y no en algo que sucede automáticamente. También le dejo dar el dinero a la cajera y recibir el cambio. Le exijo que diga "Gracias". La mayoría de la gente a la cola sonríe cuando ven a mi pequeña contar sus monedas de 10 y 5 centavos con gran atención para poder conservar la mayor cantidad de monedas de 25 centavos posible.

Dé un ejemplo de por qué comprar en grandes cantidades puede dificultar la consecución de sus objetivos de control del peso.

Tengo muchos amigos que están convencidos de los ahorros que consiguen en los grandes almacenes al por mayor como Sam's Club o Costco, pero a menos que uno sea el propietario de un pequeño negocio, no entiendo las ventajas de comprar en uno de esos almacenes. Piense en si es realmente necesario tener toda esa comida extra almacenada. Si está en su casa, estará a mano para comerse cuando esté un poco cansada o estresada, y la mayoría de los artículos al por mayor son "comida para bocados", no ingredientes que puedan usarse para cocinar comidas sanas. Me he dado cuenta al examinar estos almacenes de que la mayoría de los artículos tienen una fecha de caducidad, lo que significa que se han procesado y, por lo tanto, no son lo que considero comida auténtica. A pesar de que algunos tienen carne y pescado o marisco, la mayoría de la carne no es de buena calidad y el pescado o marisco está congelado. La mayoría de las frutas u hortalizas no son más baratas que en las tiendas normales. La próxima vez que vaya, fíjese en lo que otros llevan en sus carros y hágase la siguiente pregunta: "¿Es esta comida que estoy dando a mi familia AUTÉNTICA?"

Como ya mencioné, el huracán Ike pasó por Galveston en septiembre del 2008 y destruyó muchos hogares. Mi barrio sufrió inundaciones de siete pies de agua en su mayoría, incluyendo dentro de mi propio hogar. No tuvimos corriente durante casi un mes. Mucha gente volvió a sus hogares y descubrió montones de alimentos podridos y estropeados en sus congeladores y neveras. El hedor era insoportable los primeros días después del huracán. Los residentes tuvieron que tirar múltiples congeladores repletos de comida estropeada, carne de caza putrefacta y pescado podrido procedente de múltiples expediciones de pesca. Según iba conduciendo me preguntaba por qué esta gente necesitaba tanta comida... Especialmente comida congelada. ¿Sabían algo que yo desconocía? ¿Estaban acumulando comida por una razón en concreto? Quizás el menor problema que tenemos en este país es la escasez de comida disponible.

Mientras que escribo, el huracán Sandy ha devastado recientemente el litoral nororiental y la escena me recuerda lo que viví durante el huracán Ike, pero a una escala aún mayor. Esas largas colas de gente esperando para recibir hielo y agua (no comida) reaparecieron. La gente se quejaba de la falta de agua fresca para beber, no soda, Gatorade o comida, sino agua. Cuando el agua fresca escasea, este recurso tan sencillo ya no puede darse por hecho.

Hay otro problema que surge al tener gran cantidad de comida a nuestro alrededor. Existen estudios que han demostrado que comeremos más si se nos pone delante una porción más grande (CDC, División de Nutrición y Actividad Física, 2006). De modo que si compra una jarra o recipiente grande de algo, lo más probable es que lo consuma todo EN EL MISMO TIEMPO que le hubiera llevado consumir una jarra o recipiente más pequeño del mismo artículo. Por ejemplo, si compra un contenedor grande de pretzels, lo más probable es que las acabe comiendo en el mismo tiempo que le hubiera llevado comer una bolsa pequeña. Es decir, si compra un gran suministro de comida pensando que durará más tiempo o que de alguna manera le ahorrará tiempo al reducir el número de veces que tiene que hacer la compra, se está engañando a sí misma. Lo más probable es que acabe comiendo más de casi cualquier cosa procesada (patatitas, galletas, soda, etc.). Pero probablemente esto no sucedería con frutas y verduras frescas, ya que posiblemente se estropearían. ¿Por qué sus hijos escogerían comer una fruta fresca en vez de esa bolsa tan grande de galletas que está justo al lado?

Así que, la próxima vez que vayas a comprar, piensa en esto: ¿merece la pena el dinero que está ahorrando (e incluso eso podría discutirse) el daño que está causando a su cuerpo o a su familia? En el mejor de los casos, creo que es mover dinero: los posibles "ahorros" en el almacén los acaba pagando en la consulta del médico, en la farmacia o en el hospital.

Enumere tres maneras de ahorrar dinero y de comprar de manera más sana en la tienda de comestibles.

Todo el mundo cree que estoy loco, pero hago la compra para una comida a la vez. Si me siento particularmente arriesgado un día, puede que compre para dos comidas, como para la cena y para el almuerzo del día siguiente. Incluso con un horario tan frenético como el mío, todavía tengo tiempo para cocinar cuatro o cinco comidas cada semana para mi familia. La gente me pregunta cómo tengo tiempo. Les respondo "¿Cómo es que NO tiene tiempo?" Simplemente es algo prioritario. Para mi es importante proveer a mi familia con comidas frescas y sanas tan frecuentemente como sea posible. Es una de las maneras en las que les demuestro mi cariño. No me refiero a prepararles comidas fritas y aceitosas en grandes porciones que les hacen reventar sus cinturones. Eso no es cariño, en mi opinión. Eso es matarles lentamente con comida. Tampoco tengo bocados tirados por ahí. Si hago la compra cada día, no necesito "cómodos bocados pre-empaquetados" porque siempre tengo comida fresca disponible. Pero si va a visitar la tienda de comestible con frecuencia, hay varias cosas que debería saber:

Evite trucos publicitarios, como "Nuevo y Mejorado", "Con Más Queso", "Un 30% más GRATIS", "Compre 2, Llévese 1 Gratis" (a menos que haya ofertas en artículos no perecederos, como papel higiénico). Siempre habrá algo en oferta o algo mejorado y es más económico en general en ajustarse a lo que necesita.

Compre sólo lo que necesita para sus comidas. Si compra cosas frescas sólo debería caminar por el perímetro de la tienda. Muchos pacientes se sorprenden al comprobar cuánto dinero pueden ahorrar cuando evitan comprar comidas congeladas, bocados extra, bebidas embotelladas y las compras impulsivas innecesarias.

Haga que su cajero trabaje porque significa que está comprando artículos frescos. Cada fruta o verdura tiene un código universal de cuatro dígitos que la identifica. El código está normalmente en una pegatina pequeña apegada a la fruta o verdura. Los cajeros tienen aprender esos códigos para registrar la venta. Si la pegatina se desprende y no saben el código de memoria tienen que mirarlo normalmente en una lista plastificada. La mayoría de los cajeros tienen memorizados los artículos más comunes, como los plátanos, pero no saben los de aquellos productos menos comunes, como la raíz de taro. Siempre me marco el objetivo de comprar artículos que hagan que mi cajero tenga que trabajar un poco más al introducir el código en lugar de escanear sin pensar códigos de productos empaquetados, como comidas congeladas. Es aún mejor si aprenden el nombre de una hortaliza misteriosa. Además, siempre se ríen un poco cuando están buscando el código de la raíz de jengibre y les digo que es el 4612.

Compra alimentos orgánicos. Sé lo que está pensando, porque también lo pensé yo al principio. ¿Por qué pagar $2.99 por una libra de brócoli orgánico (o manzanas o cualquier otra cosa) cuando una libra de brócoli normal cuesta sólo $1.99? Los alimentos orgánicos pueden ser dos, tres o cuatro veces más caros que los convencionales. Hoy compré pechugas de pollo con hueso a $8.99 la libra cuando la pechuga de pollo normal que estaba justo al lado costaba $4.99. Pero la diferencia en valor nutritivo de ciertas vitaminas y minerales puede ser muchas veces mayor en las comidas orgánicas, lo que justifica fácilmente su precio más alto (Oliveira, 2013). Y eso ni siquiera tiene en cuenta toda la química que se evita al comer alimentos orgánicos. Así que simplemente decidí que me merezco gastar un dólar o dos más para comprar mi brócoli orgánico, con la particularidad de que parece que los precios de los alimentos orgánicos están bajando un poco cada año (o quizás los precios de los alimentos convencionales están subiendo, pero sea como fuere la diferencia de precios está menguando). Lo que es más, decidí que mi familia se lo merece. Si no compra ese paquete de galletas, podrá comprar productos orgánicos y todavía le sobrará dinero que puede ahorrar.

Evite artículos con fecha de caducidad. Estos alimentos se han procesado intensivamente y los han inyectado o recubierto con conservantes y química que no le hace falta. Tienen que hacerlo para poder tener una "fecha de caducidad". Lo hacen para que el moho no empiece a descomponerlos. Si el moho no los come, ¿por qué debería comerlos usted?

¿Por qué los términos "libre de azúcar", "sin azúcar", "bajo en grasa" y "completamente natural" son engañosos?

Estas etiquetas son mayormente estrategias publicitarias que no significan nada en realidad. La mayoría de las veces estas etiquetas no indican el valor nutricional de la comida. Además, si estos "alimentos" tienen paquetes en los que los fabricantes pueden poner etiquetas, probablemente se hayan procesado y, por lo tanto, no son alimentos auténticos que debería comer.

> Una fruta es mucho más natural que cualquier cosa en una caja que diga que es completamente natural.

En lo que se refiere a carne y aves, etiquetas tales como "completamente natural" o "sin hormonas" tienen varios significados, pero ninguno de ellos es tan importante como "Orgánico". Un pollo que se cría en un gallinero pequeño y asqueroso, se inyecta con antibióticos y se alimenta con "comida" que ningún pollo debería comer se puede etiquetar como "completamente natural". ¿Qué es "natural", al fin y al cabo? No hay normas sobre lo que puede considerarse natural y cualquiera puede aplicar ése y otros términos similares a sus productos. Sin embargo, la etiqueta "Certificado Orgánico por la USDA" significa que el pollo se crió en un entorno limpio, se alimentó con pienso orgánico certificado por la USDA, no se le inyectaron antibióticos, se le trató bien y se crió siguiendo varios estándares adicionales, incluyendo leyes de trabajo justo. No se puede usar lodo de cloacas como abono para productos orgánicos, no se pueden irradiar o modificar alimentos y los métodos de cultivo deben ser ambientalmente sostenibles o "verdes". Además, las instalaciones las inspeccionan periódicamente oficiales del gobierno para comprobar que cumplen con estos criterios. Hay muy pocos casos de etiquetado orgánico fraudulento porque no sólo el gobierno lo controla sino que otros agricultores y ganaderos lo controlan también. Quieren que los consumidores se sientan seguros de que sus productos son mejores que las versiones no orgánicas para que puedan cobrar más por ellos. Estos precios más altos cubren los gastos adicionales que conllevan criar animales de manera más humana. Los grupos de defensa del consumidor también verifican que el etiquetado orgánico es correcto. Hay mucha regulación interna que hace que el sello orgánico tenga un gran significado. "Orgánico", por lo tanto, es la única etiqueta de alimentos a la que presto atención, aunque "Local" o "Cultivado Localmente" son términos que se han popularizado últimamente.

En la mayoría de los fines de semana y en la mayoría de ciudades y en muchos pueblos pequeños en todo Estados Unidos se puede encontrar un mercado de agricultores o una cooperativa. El movimiento "Cultivado Localmente" se ha extendido en gran medida. La Universidad Rice tiene un mercado de agricultores cada martes en el aparcamiento del estadio de fútbol, ¡justo en el medio de Houston! Muchos agricultores colocan puestos de venta de frutas y verduras y mercados al lado de las carreteras. Los restaurantes se asocian con agricultores de la zona para conseguir los productos de temporada lo más frescos posible y muchos chefs adaptan sus menús regularmente para aprovechar los productos disponibles en la región. A esto se le conoce a menudo como cenar comida "de la granja a la mesa". Creo que está muy bien que la sociedad americana se esté haciendo más consciente del impacto global que tienen nuestras costumbres de comer, cultivar y comerciar.

¿En qué debería concentrarse al leer las etiquetas?

Esta pregunta tiene un poco de trampa. Si el alimento tiene una etiqueta con información sobre nutrición, probablemente no debería comerlo o al menos no de manera regular. Recuerde, es lo que hacemos todos los días lo que importa. Por ejemplo, si cada noche come un bocado antes de acostarse, el hecho de que lo coma cada noche antes de ir a la cama es mucho más importante que lo que diga la etiqueta de nutrición. Si come cada noche un yogur bajo en grasa y con "fruta auténtica" en el fondo y mucho calcio, también está comiendo aproximadamente 100 calorías más y un montón de azúcar o química. Sería mejor para usted no comerlo. ¿Entiende lo que quiero decir? **Si come alimentos auténticos**

regularmente y alimentos etiquetados esporádicamente, conseguirá sus objetivos de adelgazamiento y salud.

Si insiste en leer las etiquetas de los alimentos, esta es la información en la que debería concentrarte:

- Mire el número de calorías, pero fíjese también en el tamaño de la ración. Una sola galleta podría de hecho equivaler a dos porciones, así que tendría que multiplicar por dos las cantidades de calorías y grasa si va a comer la galleta entera. ¡Una porción de fideos Ramen es de hecho sólo la mitad del paquete, no el paquetito entero! Así que si come el paquete entero (que es lo que la mayoría hace) ingeriría 380 calorías y el 70% de su cuota diaria de sal.
- Tenga cuidado con el contenido de sal y grasas.
- Cuanto más reconocibles sean las palabras, mejor.
- Cuanto más corta sea la lista, mejor.
- ¿Y se acuerda de la Primera Regla? Fíjese en el contenido de proteínas.

¿Qué alternativa más sana existe para cada uno de los alimentos enumerados a continuación?

Leche entera —La leche de soja es una opción mucho mejor. Acuérdese de esto la próxima mañana en la que tenga sed: un vaso de ocho onzas de leche entera contiene el equivalente a una porción de mantequilla. La leche de soja es una gran fuente de proteínas con muy poca grasa y no tiene hormonas. A la leche de soja se le añada calcio para que tenga la misma cantidad que contiene la leche.

Mantequilla — El aceite de oliva es mejor que la mantequilla y, a su vez, la mantequilla es mejor que la margarina. No sé de qué está compuesta la margarina, así que evítela de todas formas. La manteca de cerdo es también peor que la mantequilla. A menudo cocino con un trozo de mantequilla mezclado con aceite de oliva. Uso el aceite de oliva porque se quema a una temperatura muy alta y la mantequilla por su sabor. Un pedacito de mantequilla no es malo, especialmente cuando hace que mi familia disfrutará las judías verdes que estoy salteando. ¡Lo malo son las múltiples barras de mantequilla que se usan para hacer esa tarta de crema italiana!

Queso— Compre queso AUTENTICO, eso que venden en la tienda de comestibles a $20 la libra. Uselo para mejorar su comida (por ejemplo, puede poner fruta y queso de aperitivos) en lugar de usarlo como ingrediente principal en platos como lasaña, enchiladas de queso o macarrones con queso. El queso auténtico debería tener aproximadamente siete gramos de proteínas por onza. No use nada que diga "alimento de queso procesado". Se trata de un producto hecho mayormente a partir de aceites hidrogenados. En Europa la gente tiene que ir a la escuela para poder ser maestros queseros. Después de la escuela, se van de aprendiz con un maestro quesero experto para practicar el arte de hacer quesos delicados. Tienen que aprender los ligeros matices de cada queso. Por ejemplo, a la mayoría de los quesos hay que darles la vuelta a mano cada día y hacer un queso puede llevar un año o más dependiendo de cómo se añejen. Por otra parte, la mayoría de quesos americanos se hacen en grandes factorías, usando leche pasteurizada, para que el queso pueda venderse en seis semanas o menos. Esta diferencia en la atención al detalle y en la artesanía afecta enormemente el sabor del queso. El queso auténtico es mucho más sabroso y, contando sólo los quesos franceses, ¡hay más variedades que días hay en el año!

Arroz blanco — El arroz blanco normal es mejor que el arroz que viene con un paquete añadido para "darle sabor", pero el arroz integral es nutricionalmente mejor que el blanco. El cuscús, la quinoa y la sencilla harina de maíz son opciones aún mejores porque contienen más nutrientes y fibra. De todas formas, creo que el arroz blanco tiene mala reputación entre las personas a dieta. Como inmigrante asiático a este país, cuando alguien dice que el arroz blanco no es saludable, tengo sentimientos contradictorios, ya que tengo más de mil millones de hermanos y hermanas en todo el mundo que están delgados, disfrutan de buena salud y comen arroz blanco dos o tres veces al día. Pero la manera en la que los asiáticos preparan el arroz es muy distinta a la de los americanos. Hablo de esto en la sección titulada "¿Qué Tiene de Malo el ___?"

Pan blanco — lo mejor es no comer pan, pero pan integral o multi-grano es mejor que pan blanco. Tenga cuidado, porque algunos panes integrales son sólo panes blancos con una "gota" de contenido de trigo y colorantes alimentarios de color marrón. Selecciona panes con un contenido en fibra de al menos tres gramos por rebanada. Pero independientemente del tipo de pan que escojas, si eres un adulto que come un bocadillo hecho con dos rebanadas de pan todos los días para almorzar probablemente pesarás de más en pocos años. Este es especialmente el caso si la mayoría de sus bocadillos provienen de escaparates o de restaurantes de comida rápida, ya que las porciones son demasiado grandes. ¡Sólo atletas profesionales deberían comer bocadillos de 12 pulgadas regularmente!

Fiambres—Los fiambres están llenos de conservantes y sabores artificiales. Compra carne cocinada auténtica, como pollo asado. ¿Se ha parado a pensar qué es exactamente lo que tiene la salchicha de Bolonia que le da ese tono particular de rosa lavanda y esa textura correosa? Es un producto muy procesado. ¿Se pregunta qué significa eso? Pues bien, significa que la bolonia típica que nos encantaba de niños proviene de la cinta transportadora de las ideas tardías de la industria carnicera, cosas como órganos, recortes, pedazos de los extremos de las piezas, etc. Se muelen todos juntos, se duchan con química y colorantes, se les da forma y se cortan en rodajas redondas. Si viera cómo se hace la bolonia seguro que no la comería nunca más.

Escriba una costumbre de compra poco sana que tiene y explique cómo la cambiará.

Esta es una respuesta personal, pero todos podríamos mejorar. Por ejemplo, yo mismo. Solía comprar tartas de espuma de chocolate de la pastelería para celebrar fiestas y ocasiones especiales. Me gustó tanto que un día de semana compré una para comerla de postre después de cenar. Mi familia y yo comimos pedacitos durante un par de días y estábamos contentos. Luego empecé a probar las distintas tortas y tartas que había en la pastelería y, sin darme cuenta, compraba postre casi todas las veces que hacía la compra. No me di cuenta hasta que Melissa empezó a quejarse de su figura (¡y me dedico a esto, amigos!). Ahora sólo comemos tarta en ocasiones muy especiales y comemos frutas frescas después de cenar cada noche.

Probablemente ya sepa lo que está haciendo mal a la hora de comprar. ¿Está comprando demasiadas comidas pre-empaquetadas, dulces, sodas, patatitas, comidas con sabores artificiales o delicias adquiridas impulsivamente en demasiada cantidad? ¿No está comprando la cantidad suficiente de frutas y verduras frescas, carnes de verdad u otros alimentos auténticos que se estropean con el paso del tiempo?

Le ofrezco un consejo fácil: **Agregue un artículo bueno a su carrito de la compra ANTES de quitar uno malo.** Hágalo regularmente y antes de que se dé cuenta, su carrito estará lleno de artículos buenos EN SU MAYORÍA. ¡Ahora sólo tiene que asegurarse de **comer esos artículos buenos** cuando llegue a casa!

¿Se compromete a realizar este cambio HOY MISMO?

¿Por qué esperar más? Haga cambios significativos ahora. Deje de darle vueltas. Deje de preocuparse sobre lo que pueda pensar su familia o lo que puedan decir sus hijos. Deje de preocuparse sobre lo que harán sus amigos o lo que dirán sus compañeros de trabajo. Nada de eso tiene la menor importancia. Haga algo hoy. Haga algo por usted misma.

¿Cuál es la Primera Regla de Comer con OPP?

La regla "Las Proteínas, Primero" debe aplicarse no sólo a la hora de comer sino también a la hora de comprar. Es decir, compre primero las proteínas, ya sean de origen animal o no, y luego las frutas y verduras (la Segunda y Tercera regla), luego los alimentos esenciales no perecederos y luego, si todavía le queda dinero, puede quizás comprar un artículo no esencial. Si está preparando comidas frescas concentrándose en buenas proteínas, tiene sentido seguir este orden a la hora de hacer la compra. Así es como lo hago yo. Siempre hago la compra con una comida en mente, aparte de un plan alternativo. Primero voy al departamento de carne y pescado para comprar chuletas de cordero o tilapias enteras y si no tienen lo que necesito, ajusto mi plan para la comida. Luego planeo mis platos secundarios. Luego compro el papel de cocina, las bolsas de la basura o el jabón o cualquier cosa que necesite para la casa, pago y me voy. Si se hace la compra de esta manera no se necesita mucho tiempo y siempre puedo ir a la caja rápida. O bien tendrá que pagar por comestibles frescos o bien por facturas del médico o medicinas. Depende de usted.

¡Me gusta considerar mis comestibles frescos como mi primera línea de medicina preventiva!

Consejos para Comer durante las Fiestas

Felices fiestas – ya sea el 4 de julio, el Día de Acción de Gracias, una reunión familiar ¡o su crucero anual! Felicidades por querer mantener estrategias para comer sano durante este tiempo. A continuación enumero varias reglas buenas para cualquiera que quiera mantener su peso durante las fiestas repletas de comida. Al final añado varios consejos extra específicamente para pacientes de manga gástrica.

No Comience a Seguir una Dieta

Seguir una dieta durante las fiestas o durante unas vacaciones no funciona casi nunca. No sólo le frustrará sino que le privará de un aspecto clave de las fiestas: celebrar lazos familiares, pasarlo bien, disfrutar de la compañía de otras personas y crear recuerdos nuevos y duraderos. Los programas de televisión que tienen un segmento sobre "Cómo hacer su Día de Acción de Gracias más sano" o "Cómo evitar arruinar su dieta durante las fiestas" promueven un punto de vista equivocado. He estado esperando todo el año para comer mi tarta de batata ¿y ahora el "experto en dietas" lo va a arruinar pidiéndome que en lugar de crema le ponga yogur bajo en grasa? Que espere sentado… Deberíamos sentirnos libres para celebrar las fiestas como nos parezca. En lo que se refiere a perder peso, es el resto del año lo que importa, no esos días especiales. En vez de eso, **propóngase conseguir mantener su peso**. Así podrá disfrutar las fiestas o las vacaciones mientras que permanece consciente de su salud. Si aún así adelgaza, es una bonificación, pero no tiene por qué ser su objetivo principal.

Coma un Bocado Ligero Antes de Ir

Si va a una fiesta, **coma de antemano**. Dejar "sitio" para la comida no es más que una receta para un desastre. Si llega a la fiesta hambriento, lo más probable es que seleccione alimentos densos en calorías, los cuales abundan en las fiestas. Es una respuesta natural y biológica. En vez de eso, procure comer suficiente comida sana de antemano para que esté satisfecho al llegar. Tendrá mucho más autocontrol alrededor de esas delicias tan tentadoras y le habrá dado a su cuerpo los nutrientes que necesita (no, su cuerpo no necesita nada de lo que hay en una porción de tarta).

Abandone la Mentalidad "Ya la he arruinado"

¿Ha pensado alguna vez "Ya he arruinado mi dieta hoy (o esta semana o este mes), ¡así que no importa lo que coma ahora!"? Hay veces en las que cualquiera de nosotros toma decisiones inadecuadas a la hora de comer, ¡pero eso no quiere decir que tenga que tirar la toalla! Esta es una de las pocas ocasiones en la vida en las que nos comportamos de esta manera. La psicóloga Judith S. Beck de la Universidad de Pensilvania sugiere lo siguiente: imagine que la policía le para por haber pasado un semáforo en rojo y le pone una multa. No diría "Vaya, buena la he hecho. ¡No importará si paso todos los demás semáforos en rojo hoy!". Si tropieza en los dos primeros escalones al bajar por una escalera no dirías "Vaya, ¡buena la he hecho!" ¡y se dejaría caer por el resto de la escalera! ¿Por qué hacemos precisamente esto con nuestras selecciones de comida? Creo que es porque **las consecuencias de nuestras malas selecciones de comida no se aprecian inmediatamente**, a diferencia de la bronca y la multa del policía por pasar semáforos en rojo o los moratones y huesos rotos por haberse caído por las escaleras. Si come una libra de galletas no engordará una libra inmediatamente. Si no corre alrededor del parque un día no le saldrán hoyuelos en los muslos esa noche. No, las consecuencias sobre la salud son lentas e insidiosas. A menudo pensamos en estar a dieta como una opción Buena-Mala, pero vivir un estilo de vida sano es mucho más que eso y requiere entender su papel en este mundo. Los beneficios personales de decisiones sanas son pequeños e incrementales, no súbitos e inmediatos. Tiene que considerar la toma de decisiones sanas como parte de su rutina regular diaria, no algo extraordinario. ¡Y nunca se le ocurra pensar que ha fallado si un día come un plato de pasta con una soda ligera de dieta y luego se come una gran barra de chocolate echada en el sofá! Hacerlo una vez no es una excusa para hacerlo de nuevo. Todos cometemos errores alguna vez. Lo importante es preguntarse "¿Qué voy a hacer de ahora en adelante?"

Aléjese de la situación, analícela de nuevo, acepte la selección que hizo y luego continúe hacia adelante con un compromiso renovado para mejorar. Nunca es demasiado tarde para parar y no es algo de lo que debería avergonzarse. La única manera de **convertir sus decisiones sanas en una buena costumbre** es continuar tomándolas independientemente de la situación en la que se encuentre. Tiene que continuar tomándolas conscientemente a pesar de los "pequeños desafíos" a los que nos enfrentamos a diario. Tenga presente que el peso se basa en las calorías gastadas y calorías ingeridas, así que cada decisión que tome cuenta. Todos comemos de más de vez en cuando, pero su objetivo es contener el daño ya hecho, no rendirse o decidir que la semana entera se ha arruinado y que comenzará de nuevo el lunes. Un diario de comida le hará responsable de todas esas calorías que parece que no cuentan porque las come después de haber comido de más, ¡pero detener un derroche de calorías antes de pedir la segunda margarita es mucho mejor que continuar con la segunda, la tercera y la cuarta!

Planee de Antemano

Piense en lo que va a comer cuando vaya a una fiesta o a una reunión familiar. Puede hasta escribir qué es lo que va a comer. Esto le dará poder para controlar la situación, y **tener poder es la clave para tener éxito en cualquier cosa**, no sólo para adelgazar. Le ayudará a permanecer al tanto de sus decisiones y a evitar caer en pautas de comer inconscientes.

¡La vida es demasiado corta para vivirla inconscientemente!

Se sentirá aún más responsable si vuelve a su lista, escribe lo que acaba comiendo y compara sus selecciones con su plan. Para muchos pacientes, saber qué comer se convierte en algo rutinario y no tienen que planear activamente tanto. En el caso de otros pacientes, es algo que continúan haciendo.

Sé Consciente de Quiénes Son los "Saboteadores"

En cada familia hay alguien que intenta, ya sea deliberadamente o no, sabotear los esfuerzos que otros hacen para adelgazar. Tenga preparada una respuesta para la gente que intenta tentarle con dulces y convites. Normalmente, decir la verdad y mencionar que está intentando hacer selecciones más sanas funciona bien, pero a veces el saboteador todavía puede poner delante de usted ese filete de pollo frito de todas formas. A continuación le ofrezco algunas frases que me han dicho mis pacientes que a cualquier saboteador le parecen muy difíciles de ignorar:

- "Tengo un análisis de sangre el lunes para mi chequeo y el médico me ha dicho que el (cosa tentadora) podría arruinar los resultados".
- "Me duele la muela ahora mismo".
- "Me han dicho que no puedo comer ese tipo de comida con la medicación que estoy tomando".

- "Mi marido y yo tenemos una tradición de compartir postre solos cada fiesta, así que me estoy reservando para más tarde esta noche, pero ¡gracias de todas formas!"

Esperemos que el saboteador intente ayudarle desde ese momento en vez de perjudicarle. Además, una vez que dé una razón convincente por la que no puede comer eso, ¡probablemente no quiera cambiar de opinión más tarde y tener que explicarse!

Recluta un Ejército de Más de Uno

Si lo intenta usted sola puede sentirse aislada. Es mejor **obtener el apoyo de sus amigos y familia**. Hable claramente de los cambios saludables que está haciendo e intente animarlos a que hagan lo mismo. Siempre recomiendo a mis pacientes que cuenten a sus amigos y familia cosas sobre su operación porque las reuniones familiares son muy importantes en nuestra sociedad. Al fin y al cabo, la responsabilidad será suya, pero tendrá mucho más éxito a largo plazo si todos saben lo que está haciendo e intentan ayudarle a conseguir sus objetivos.

"Me Portaré Bien Mañana" No Vale

No se engañe creyendo que ingerir menos calorías el día después de una fiesta o la semana después de las vacaciones va a dar los resultados apetecidos. Una cena o fiesta excesivas puede anular un montón de ejercicio en la máquina de caminar. Mi recomendación es planear de antemano y hacer un poco de ejercicio a diario durante toda una semana antes de la fiesta. No crea que compensará sus excesos el día después de la fiesta ¡a menos que se pueda comprometer a pasar seis horas en el gimnasio haciendo ejercicio! Si va a un crucero, apúntese a una actividad que haga que tenga que caminar o hacer ejercicio a diario. Hoy en día, casi cada barco y hotel tienen un gimnasio, excursiones o un mapa de sendas para caminar. Recuerde que caminar una milla quema 100 calorías por cada 130 libras de peso. Si pesas 260 libras, quemarás 200 calorías por milla caminada, ¡lo que significa que tendrá que caminar tres millas para quemar las calorías ingeridas al beber una sola margarita! Como las margaritas vienen normalmente con patatitas y salsa, necesitará hacer otra caminata de tres millas. Y si añade helado frito y churros de postre, otra caminata más. Caminar nueve millas requiere mucho tiempo pero ingerir esas delicias sólo lleva unos minutos. Por eso se necesita una semana entera de ejercicio extra para compensar por una noche decadente.

Tenga Cuidado con el Alcohol

Aparte de contener gran cantidad de calorías vacías, las bebidas alcohólicas reducen sus inhibiciones, lo que hace más probable que elija opciones poco aconsejables. A menudo sirven las bebidas con aperitivos altos en calorías, como frutos secos o uvas pasas. Esas calorías acaban acumulándose. No crea que saltarse una cena nutritiva compensará las calorías de un daiquiri helado. Si tiene hambre al empezar a beber, será mucho más probable que acabe comiendo alimentos altos en grasas y en calorías.

Permítase Probar su "Favorito"

¿Sabía que las causas químicas que provocan nuestros antojos por cierta comida se satisfacen con los primeros dos o tres bocados? De modo que, si la tarta de lima es su favorita (como lo es para uno de mis pacientes), coma dos o tres bocados. Entienda la decisión que está tomando y deje el sentimiento de culpabilidad en casa, pero no pase de esos pocos bocados (cada uno puede contener 50 calorías o más). Dado que puede ser difícil no comer el resto de la porción, asegúrese de que su porción inicial es pequeña. ¡De esa manera puede dejar el plato limpio tranquilamente! O comparta un postre con tres amigos. Si se permite probar estos bocados de vez en cuando será menos probable que se pases de la raya cuando se enfrente a su comida favorita.

Piense en Sentirse Saciada

Normalmente pasan de 20 a 25 minutos desde el momento en el que come hasta que los receptores químicos y de estiramiento de su estómago mandan un mensaje a su cerebro indicando saciedad. Así que no devore su comida como un lobo o como si fuera una carrera. Al contrario, coma despacio. Saboree su comida, disfrute de su compañía y considere su comida como si fuera conducir su coche por placer un domingo por la campiña. Un buen truco es asegurarse de colocar el tenedor en el plato después de cada bocado. Si come despacio, no sólo aprenderá a darse cuenta de cuando está saciada sino que probablemente le llevará más tiempo acabar que a los demás y así no tendrá tiempo para repetir.

Además de los anteriores, los siguientes son buenos consejos para pacientes de manga gástrica.

Recuerde la Primera Regla

¿Cuál es la Primera Regla de Comer con OPP? ¡Proteínas Primero! Lo cual significa no comer patatitas, salsas, aperitivos, comida para comer con las manos, etc. y concentrarse en proteínas buenas como pescado, tofu, habichuelas, pollo o pavo. Una vez que haya comido proteínas puede comer una guarnición de verduras (¿se acuerda de la Segunda Regla?).

No Hay un OPP a la que le Guste un Borracho

Ingerir alcohol excesivamente es uno de los peores enemigos de las comidas sociales en el caso de pacientes con OPP. Además de las calorías extras, la pérdida de inhibición hará que sea más difícil prestar atención a las señales que indican que ya ha comido lo suficiente. También es más probable que se olvide de comer bocados pequeños y masticar la comida bien, lo cual puede provocar una situación socialmente muy vergonzante. Coma proteínas primero, espere 30 minutos y luego tómese una bebida alcohólica si quiere. Pero asegúrese de planear cuidadosamente su ingestión de alcohol para evitar ingerir demasiadas calorías.

Una Ensalada Compleja Es Una Buena Selección. Una Ensalada de Lechuga Iceberg No Lo Es.

A pesar de su reputación como un alimento sano, la típica ensalada de aperitivo que acompaña a una comida en un restaurante es a menudo baja en nutrición y no tiene sabor, lo que hace que dependa de salsas para hacer que se pueda comer y muchas salsas son densas en calorías y grasa. Escoja una ensalada grande y compleja como su plato principal. Cuantos más colores, mejor. Llénela de verduras frescas para que el sabor sea intenso (¿se acuerda de la Tercera Regla?). ¡Cúbrala con proteína magra para crear una comida completa!

¡Disfrute de las fiestas o las vacaciones, concéntrese en sus amigos y en su familia, encuentre tiempo para caminar o hacer ejercicio (o aún mejor, encuentre tiempo para "jugar" activamente) y tome decisiones inteligentes a la hora de comer tantas veces como sea posible!

La Excepción de los 21 Días

Muchas resoluciones de año nuevo tienen que ver con hacer ejercicio y ponerse a dieta. Hay gente muy motivada que busca gimnasios locales y se apunta con la intención de cambiar sus vidas de verdad. ¿Pero cuánto tiempo cree que duran estas buenas intenciones? La gran mayoría de resoluciones de año nuevo se abandonan durante los primeros 21 días y luego esta gente con tantas esperanzas vuelven a sus antiguas costumbres durante los restantes 344 días del año. Por supuesto, hay siempre algunos que continúan durante un par de meses y unos pocos que hacen que dure incluso varios meses más. Pero tarde o temprano, las cosillas de la vida cotidiana se atraviesan por el medio (la reunión tardía en el trabajo, la clase de ballet de la hija, el padre enfermo, el coche que se estropea, la planificación de las vacaciones, etc.). Algunos se esforzarán para volver a cumplir con su resolución, e incluso puede que vuelvan a dedicarse un poco más a ir al gimnasio, pero normalmente cuando llega el verano con todos sus viajes y campamentos, vuelven a descarrilar. ¿Le suena?

A mis pacientes les digo que lo haremos al revés. En lugar de "cumplir" durante 21 días y ser malos los 344 restantes, mis pacientes intentan portarse bien durante la mayoría del año y escogen 21 días para celebrar algo. Lo llamo…

LA EXCEPCIÓN DE LOS 21 DÍAS

Normalmente procuro no usar términos como "bueno", "malo", "indulgencia" y "glotonería" para describir un estilo de vida sano (sin embargo, he usado conscientemente esas palabras en varias situaciones en este libro para describir las actitudes resignadas de muchas personas que siguen una dieta frustradamente). Un estilo de vida no es más que decisiones que tenemos que tomar todos los días. Si decido comer una gran ensalada cada día en el trabajo, es lo normal para mí. No estoy "a dieta" ni estoy "intentando ser sano". Sólo soy yo siendo yo. Esto es lo que les enseño a mis pacientes. Así que cuando decido desviarme de esta norma soy consciente de que es una decisión que he tomado. No estoy "glotoneando" y ciertamente no estoy "convidándome a mí mismo". ¡Ya me he tratado bien con la vitalidad, fuerza y resistencia que vienen de comer todas esas ensaladas!

Durante nuestras sesiones de grupo, vamos en círculo intentando nombrar 21 ocasiones especiales. Todos mencionan las fáciles primero (Día de Acción de

Gracias, Navidad, aniversario de boda, Día de san Valentín, cumpleaños, etc.). Luego nos empezamos a quedar sin ideas. Si les pido un poco más, mencionan el Día de la Madre, el Día del Padre, la boda de un hijo, el Cuatro de Julio, Halloween. Y luego ya es un poco más difícil aún (crucero de siete días, parrillada del Día del Trabajo, reunión familiar). Alguien de ascendencia irlandesa dirá el Día de San Patricio. Alguien que sea judío dirá los ocho días de Jánuca. Alguien con familia numerosa querrá celebrar los cumpleaños de los cinco hijos. ¡Y, sin embargo, muy pocas veces llegamos a 21! Así que, como puede ver, es posible ser sano y no perderse ocasiones especiales. ¿Cuáles son SUS 21 días especiales? Nombre esas ocasiones especiales que añadan una dosis extra de felicidad a su vida. Entienda que pueden ser especiales personalmente para usted y que no tienen por qué coincidir con aquellos de sus seres queridos.

344 ES MUCHO MÁS GRANDE QUE 21

Son las pautas establecidas durante 344 días, y no la desviación de esas pautas durante 21 días, lo que tendrá influencia sobre su salud en general.

Consideraciones Finales

A pesar de que ha llegado al final de este libro, no ha alcanzado el final del camino todavía. Espero que este libro haya demostrado que puede alcanzar sus objetivos y, lo que es aún más importante, que puede proponerse objetivos nuevos. Soy consciente de que muchas cosas han cambiado en mi vida desde que escribí mi último libro y supongo que muchas cosas han cambiado en su caso también. Espero que la mayoría de los cambios hayan sido positivos. Tener y mantener un estilo de vida sano es un proceso continuo y siempre se puede mejorar. Todos pasamos por malos momentos y todos nos enfrentamos a desafíos, ¿pero no es reconfortante saber que si en cualquier momento no está contento con la situación en su vida puede tomar la decisión de cambiarla? Lo importante es que continúe haciendo cosas pequeñas todos los días que, tarde o temprano, se acumularán para dar grandes resultados.

Una de las maneras más eficaces para continuar en el buen camino es educarse a usted mismo continuamente en los diferentes aspectos de la salud. Ahora que ha acabado este libro, quizás le interese investigar la seguridad de los alimentos, programas para caminar, actividades de voluntariado locales, nutrición para niños, desarrollo personal, el movimiento de "cultivo local" o cualquier otra cosa que haya despertado su curiosidad.

Mientras continúa avanzando por su camino, mantén los siguientes consejos en mente. A medida que pase el tiempo se convertirán en costumbres automáticas:

- **Recuerde las Tres Reglas.** A través de ellas puede entender bien todas las decisiones que toma relativas a la comida. Muchos de los consejos sobre la salud que ha leído provienen de las Tres Reglas. Por ejemplo:
    - **Coma como un hombre de las cavernas** — Es decir, debería evitar alimentos procesados y pre-empaquetados. Coma fresco, cocine sus propias comidas y llene su plato con proteínas de origen no animal y verduras, en su mayor parte. A pesar de nuestras ideas preconcebidas, los hombres de las cavernas no comían mucha carne porque no estaba disponible y era difícil de obtener, ya que la caza era una actividad peligrosa y agotadora. La mayoría de ellos eran recolectores.

- **Coma colores variados** — Cuando examina el plato típico de una persona con sobrepeso (un plato cargado con filetes de pollo frito, puré de patatas y salsa y un bollo, por ejemplo) notará la predominancia de un color: amarillo en varios tonos, como beige o marrón claro. Es decir, el color de la GRASA. ¿No es irónico que mientras que mucha gente tiene problemas con su peso, la comida que comen es del color de la sustancia que están intentando evitar? Esto tiene fácil solución. Empiece añadiendo un alimento de un color distinto, como brócoli, pero no se engañe. Si cubre su brócoli con salsa de queso, convertirá su verde en... ¡salsa amarilla! Nunca se equivocará si añade verduras con hojas a cualquier plato. Comer colores variados es también una buena forma de asegurar que está comiendo algo más nutritivo y con menos calorías, porque estará comiendo más hortalizas frescas.

- **Evite los carbohidratos blancos** — Aléjate de alimentos hechos con harina blanca procesada, como pan blanco, pasta blanca, patatitas, galletas y cualquier "extra" que ponen en los restaurantes.

- **Haga un poco de ejercicio todos los días.** Recuerde, si suda una gota de sudor, cuenta como ejercicio. Siempre que pueda, intente hacer más ejercicio a más intensidad. Si un día no tiene una hora disponible para hacer ejercicio, dedique diez o quince minutos a moverse. Recuerde, ¡las pautas que establezca acaban acumulándose!

- **Abandone las dietas** — ¿Por qué "Morir" por las dietas cuando puede "Vivir"? ¿Qué resultados le han dado las dietas todos estos años? Es hora de hacer algo diferente. Comience por reconsiderar su opinión de usted misma. ¡Tome consciencia de que es una persona valiosa y acepte el hecho de que se merece una vida mejor! ¿Cuánto se ha perdido el mundo porque no está participando completamente con su vida? ¡Es hora de que vuelva a salir ahí fuera y La Viva! Una dieta es un arreglo rápido a corto plazo que tarde o temprano le fallará. En vez de eso, asegúrese de tomar pasos activamente para vivir la vida que quiere vivir.

- **Sea feliz** — Mi objetivo para mis pacientes es que amen de nuevo la comida, que se aprecien a sí mismos y que se enorgullezcan de sus logros. Si tiene un tropiezo, sea consciente de todo lo que ha conseguido y establezca objetivos razonables para lo que pueda hacer hoy (por ejemplo, ¿una caminata de 20 minutos a la hora de comer? ¿Una cena casera? ¿Selecciones sanas para almorzar?). Los cientos de decisiones pequeñas que tomamos todos los días son lo que determina si tendremos éxito o no son. **344 es mucho más grande que 21**.

Piense en cómo le hace sentir lo que come. Ya sé que todo esto suena esotérico, pero tiene fundamento. Tiene que comprender el papel que la comida juega en su vida, en lo reconfortante que es, por qué le ayuda a relajarse, qué dolor está aliviando y qué problema está encubriendo al cual no quiere enfrentarse. Este es a menudo el paso más pavoroso para hacerse más sano: desnudar su alma para poder examinarla, con todas sus faltas ¡pero con todas sus virtudes! Luego busque las maneras más eficaces para sentirse mejor y para relajarse que no saboteen su salud. Llame a sus amigos, disfrute de paseos al anochecer y encuentre otras estrategias para obtener los beneficios emocionales que puede que haya estado buscando en la comida. Si encuentra la Felicidad, es probable que también encuentre la Delgadez y el Bienestar.

- **Reserve tiempo cada día para mejorar** — Al final de cada episodio, G.I. Joe dice "¡Ahora lo sabes y SABER es la mitad de la batalla! Es vital informarse más sobre nutrición. Sólo tiene que asegurarse de buscar información genuina y no dietas pasajeras o timos. Busque un libro bien documentado de alguien con reputación sólida. No se fíe de los materiales al lado de la caja del supermercado. En lugar de eso, lea libros como *Fast Food Nation (La Nación de la Comida Rápida)* de Eric Schlosser o *What to Eat (Qué Comer)* de Marion Nestle. También puede aprender cosas nuevas: horticultura, cocina, meditación, control del estrés, etc. Estoy seguro de que encontrará un video sobre casi cualquier cosa que quiera aprender en YouTube.

- **Escriba sus objetivos** —Thomas Jefferson dijo una vez: "Si quiere algo que nunca ha tenido, debe estar dispuesto a hacer algo que nunca ha hecho". Esta es la clave para cualquier empresa, no sólo para perder peso. Sus objetivos y deseos cobran vida y significado cuando se escriben en un papel. Cuando escriba sus objetivos, sea específico ("Caminaré durante 30 minutos 3 días a la semana" en vez de "Haré ejercicio") y sea sincera contigo mismo (si no le gusta ir al gimnasio, no gaste el dinero haciéndose socia). Si quiere una vida que merezca la pena vivir, tiene que proponerse GRANDES OBJETIVOS que merezcan la pena alcanzar y estar dispuesto a escribirlos.

  Mientras que trabaja en pos de ese objetivo, haga cambios pequeños que se acumulen. Por ejemplo, puede que crea que es una tontería escribir un objetivo ambicioso como "Quiero ganar la maratón de Boston" cuando ni siquiera tiene un par de zapatillas de correr, pero le diría…

"¡Hágalo! Intente conseguir ese gran objetivo."

Empiece con pasos pequeños. Los cambios pequeños son aquellos que podemos mantener a largo plazo y que tarde o temprano tendrán un efecto acumulativo y contribuirán a un gran cambio en su salud. Una vez que sus cambios pequeños formen parte de su rutina, añada otro cambio y luego otro. Continúe haciéndolo durante el año y habrá adoptado un estilo de vida mucho más sano sin tener que cambiar drásticamente su existencia entera. Así que, comience con pasos pequeños y acumule inercia para alcanzar su gran objetivo. ¡Y si no gana la maratón de Boston, quizás pueda correr en ella!

- **Recuerde que se lo merece.** Concéntrese en rodearte con refuerzos positivos y con gente que quieren ayudarle a tener éxito. El refuerzo positivo comienza con las pequeñas historias que se cuenta a usted misma en su mente todos los días. Las historias están hechas a partir de palabras. Para cambiar esas historias tiene que cambiar las palabras que usa.

¿Se acuerda de esta ilustración?

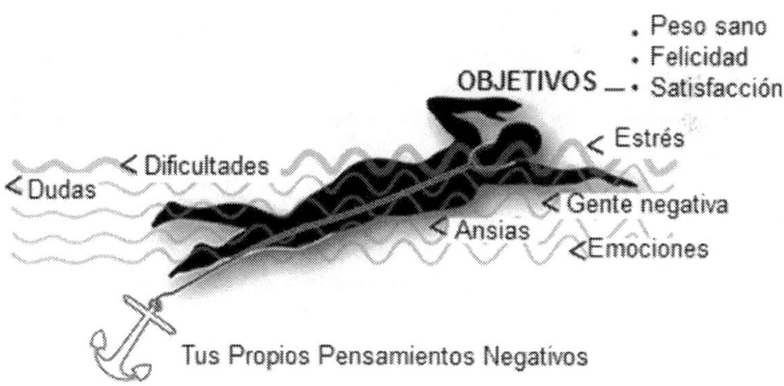

Cuando la vio por primera vez, probablemente pensó "¿Cómo me las voy a arreglar parar deshacerme de esa ancla atada a mi cuello?" Pues así:

CAMBIE LAS PALABRAS QUE USA

Palabras a Evitar	Palabras a Usar
INTENTAR, "Lo intentaré."	HACER, "Lo haré."
DIFICIL, "Es difícil de hacer."	FACIL, "Correr es fácil."
NO SOY, "No soy un buen cocinero."	SOY, "Soy un buen aprendiz."
NO PUEDO, "No puedo hacerlo."	PUEDO, "Puedo hacer una huerta."
ME GUSTARIA, "Me gustaría que mi esposa hiciera..."	PLANEAR, "Planeamos juntos."
ESPERAR, "Espero que mejore."	HACER, "Lo hare así."
SI SÓLO, "Si sólo ___cambiase."	DEBO, "Debo cambiar."
ALGUN DIA, "Algún día, voy a ..."	AHORA, "¿Por qué no ahora?"

Deje de decir cosas como "Estoy intentado perder peso". ¿Qué es lo primero que hace cuando se da cuenta de que ha perdido algo? ¡Intenta encontrarlo! ¿Le sorprende que su peso haya subido y bajado como un yo-yo todos estos años? Después de perder peso empieza a buscarlo y… ¡lo encuentra más un poco más de regalo! Así que, en lugar de eso, diga:

"Mi salud y mi felicidad son prioritarias."

Su salud es vital y nunca debería relegarse a un segundo plano detrás del resto de sus obligaciones y su felicidad nunca depende de las acciones de los demás. Deje de "intentar" y empiece a "hacer". Imagínese que es el nadador de la ilustración y escriba sus propios objetivos. ¡Participe en la vida y demuéstrele al MUNDO que VALES MUCHO!

Recuerde volver a leer este libro cada varios meses y revisar sus respuestas. Le ayudarán a darte cuenta del progreso que ha hecho. Puede que sea beneficioso apuntarse a un grupo de apoyo local o crear el suyo propio, usando este libro como su guía. También puede mandarme una nota o escribir en mi Facebook. Busque "Duc Voung" y añádame como amigo. Recuerde, la respuesta yace en usted. Salga afuera y haga que el mundo sea un poco mejor.

www.ultimategastricsleeve.com

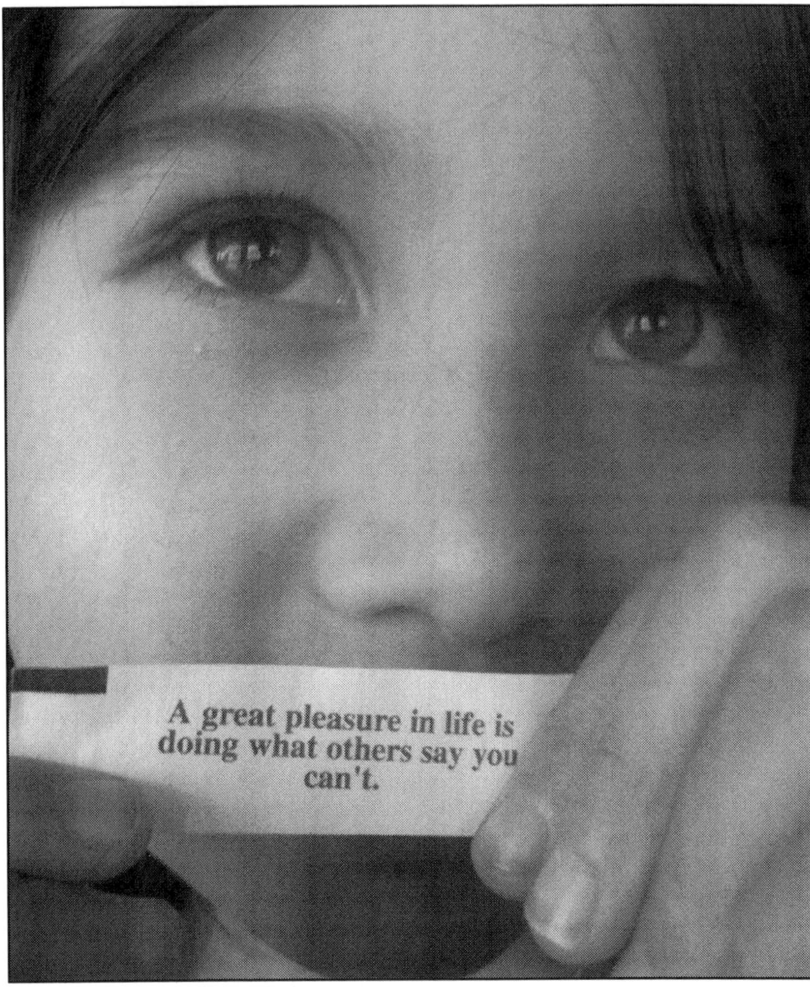
A great pleasure in life is
doing what others say you
can't.

--Kizzie Vuong a los 6 años de edad

"Un gran placer en la vida es hacer lo que otros dicen que no puede hacer."

Apéndice A: Las Tres Reglas

Regla No. 1: Proteínas Primero.

- No "Sólo proteínas"
- No "Mayormente proteínas"
- No "Siempre proteínas"

Regla No. 2: Llene su bolsa con la comida más nutritiva que pueda la mayoría del tiempo.

- "Llene su bolsa"—Proteínas primero porque la proteína le mantiene saciado durante más tiempo.

- "Con la comida más nutritiva que pueda"—Proteína primero, porque si come algún tipo de proteína al principio sé que está ingiriendo alguna clase de nutrición.

- "La mayoría del tiempo"— Porque la vida es así. Lo que hace la mayor parte del tiempo día a día es lo que determinará el grado de su éxito en lo que se refiere a perder peso en particular y a la vida en general.

Regla No. 3 (La Regla de Kizzie): Puede comer todas las frutas y verduras frescas que quiera, cuando quiera, cuanto quiera.

- Porque al peso, las frutas y verduras frescas son los alimentos más nutritivos.
- Porque no ha habido nunca alguien que dijera "tengo sobrepeso porque como demasiadas frutas y verduras".
- Esta regla puede aplicarse incluso a las personas diabéticas.
- Las frutas y verduras en lata no cuentan, ¡tienen que ser frescas!

Apéndice B: La Escala de la Textura™

Normalmente:	Normalmente:
Valor Nutritivo Más Bajo	Más Calorías
Menor Contenido en Grasa	Mayor Contenido en Grasa

←---RANGO IDEAL-----------------→

1_________2___________3___________4______________5___________6___

Agua Alimentos Blandos Pescado Marisco Pollo Filete

Batidos Frutas/Verduras Frescas Oscuro Blanco

Verduras Hervidas Tofu/Claras de Huevo Pavo Cerdo

- Agua ilimitada
- El pan no está en la escala
- No hay sodas
- No hay categoría llamada "comida basura"
- Las patatitas son un "líquido"
- La escala puede ser dinámica, dependiendo de cómo se prepare el alimento
- La comida recalentada es normalmente más espesa que cuando se preparó originalmente
- Coma entre las texturas 3 y 4 LA MAYORIA DEL TIEMPO, con salidas ocasionales a 5-6
- ¡Si nunca más come carne roja serás más feliz y más sana!

Apéndice C: El Síndrome de la Comida Blanda

Normalmente: Normalmente:

Valor Nutritivo Más Bajo Más Calorías

Menor Contenido en Grasa Mayor Contenido en Grasa

←---RANGO IDEAL------------------→

1_________2___________3___________4______________5___________6___

Agua Alimentos Blandos Pescado Marisco Pollo Filete

Batidos Frutas/Verduras Frescas Oscuro Blanco

Verduras Hervidas Tofu/Claras de Huevo Pavo Cerdo

La comida blanda, también conocida como comida deslizante, se encuentra en el número 2 de la Escala de la Textura. Algunos ejemplos son puré de patatas, habichuelas refritas y pudín. Normalmente, estas comidas tienen un contenido más alto en calorías y más bajo en nutrientes.

¿Qué va a ocurrir con su peso si la mayoría de lo que come son alimentos altos en calorías y bajos en nutrición?

Se mantendrá o se incrementará.

¿Cómo va a ser su nivel de energía si la mayoría de lo que come son alimentos altos en calorías y bajos en nutrición?

Bajo

¿Cómo será su actitud si no tiene energía?

Actitud inadecuada o mala, frustrada.

"Dr. Vuong, no tengo energía, apenas como y ¡caramba, ni siquiera estoy adelgazando nada!" = Síndrome de la Comida Blanda

Apéndice D: Fuentes de Proteínas

Como he mencionado previamente, ésta es probablemente el área en la que más me he alejado de mis libros anteriores. Es importantísimo que la sociedad entera comience a consumir fuentes de proteínas más naturales de origen no animal. Esta lista no está pensada para que sea completa, sino para generar ideas así como servir de recordatorio. Compre productos orgánicos y cultivados localmente siempre que sea posible.

LO MEJOR—COME ESTO A DIARIO

- Verduras – como el brócoli
- Habas—verdes, lima, pintas, etc. así como lentejas
- Productos de Soja —tofu, edamame, leche de soja
- Granos Integrales — cuscús, vulgar y quinoa
- Frutos Secos—almendras, nueces. No mantequilla de cacahuetes.
- Pescado — fresco, preferentemente pescado en el mar y por supuesto, no de lata.

ACEPTABLE DE VEZ EN CUANDO

- Pollo – incluso el pollo sin piel debería comerse sólo ocasionalmente
- Pavo – no es mucho mejor que el pollo

RESERVADOS SOLO PARA OCASIONES ESPECIALES

- Carne – la carne de res tiene demasiada grasa. No se deje engañar por "es un corte magro de carne". Quizás sea más magro comparado con otros cortes, pero todavía tiene demasiada grasa.
- El cerdo también es una carne roja. La carne de caza es mejor, pero también puede tener un contenido alto de grasa.

Productos Lácteos

- Nadie debería beber leche entera a diario, excepto crías de vaca.
- Seleccione quesos artesanos y úselos esporádicamente.
- No coma "productos de queso procesados"

- Suplementos de Proteínas—por comodidad, pero no los use regularmente.

Trabajos Citados

Caffeine Questions: How Much is Too Much? abcnews.go.com, 23 de Octubre de 2012.

Centers for Disease Control and Prevention. Division of Nutrition and Physical Activity. *Research to Practice Series No. 2: Portion Size*. Atlanta: 2006. Print.

Gehrer, S et al. "Fewer Nutrient Deficiencies After Laparscopic Sleeve Gastrectomy (LSG) than After Laparoscopic Roux-Y-Gastric Bypass (LRYGB)—a Prospective Study." *Obes. Surg*. (2010) 20:447-453.

Oliveira AB, et al. "The Impact of Organic Farming on Quality of Tomatoes Is Associated to Increased Oxidative Stress during Fruit Development." *PLoS ONE* 8.2 (2013): e56354. doi:10.1371/journal.pone.0056354. Web.

Pilzer, PZ. *The New Wellness Revolution: How to Make a Fortune in the Next Trillion Dollar Industry, 2nd ed*. Hoboken: John Wiley 7Sons, Inc. 2007.

Snyder-Marlow, G., et al. "Nutrition Care for Patients Undergoing Laparoscopic Sleeve Gastrectomy for Weight Loss." *J AM DIET ASSOC. (*2010) 110:600-607.

Wiley AS. "Milk Intake and Total Dairy Consumption: Associations with Early Menarche in NHANES 1999-2004." *PLoS ONE* 6.2 (2011): e14685. doi:10.1371/journal.pone.0014685. Web.

67538075R00113

Made in the USA
Charleston, SC
15 February 2017